Julitta Rössler

Machen Sie das Beste aus Ihrem Kopf

Julitta Rössler

Machen Sie das Beste aus Ihrem Kopf

Praktische Tipps der Hirnforschung
für Alltag und Beruf

KREUZ

Für alle Menschen, die in einer anstrengenden Welt
versuchen, ihr Leben positiv zu gestalten,

und ganz besonders

für Horst, Kevin und Marvin, die mich immer wieder
herausfordern und motivieren.

© KREUZ VERLAG
in der Verlag Herder GmbH, Freiburg im Breisgau 2011
Alle Rechte vorbehalten
www.kreuz-verlag.de

Umschlaggestaltung und Umschlagmotiv:
[rincón]² medien gmbh, Köln:
Autorenfoto: © Susanne Weiland

Satz: de·te·pe, Aalen
Herstellung: fgb · freiburger graphische betriebe
www.fgb.de

Gedruckt auf umweltfreundlichem, chlorfrei gebleichtem Papier
Printed in Germany

ISBN 978-3-451-61011-0

Inhalt

Vorwort

Wer geistig fit ist, kann Erfolg und Lebensqualität erlangen. Dennoch kümmern wir uns bisher nur wenig um das wohl fantastischste Organ, das wir besitzen, unser Gehirn. Im Gegenteil, oft genug schaden wir ihm im täglichen Wettkampf um geistige Höchstleistungen. Denn die mentalen Anforderungen in Beruf und Alltag werden immer größer. Die geistige Leistungsfähigkeit ist längst zur wichtigsten Ressource auf den Arbeitsmärkten geworden.

Geben Sie Ihrem Gehirn also endlich, was es braucht und was ihm guttut. Oft sind es Kleinigkeiten, die helfen können, im Hamsterrad der Überforderung keinen Schaden zu nehmen, kleine Änderungen in der Lebens- und Arbeitsweise. Sie tragen dazu bei, dass neue Energien freigesetzt und sinnvoll genutzt werden können. Für unser Gehirn sind diese Kleinigkeiten von großer Bedeutung. Es braucht einen unterstützenden und pfleglichen Umgang, um seine Potenziale voll entfalten zu können.

Im Folgenden werde ich Sie in die spannende Welt der Hirnforschung entführen. Ich erzähle Ihnen von Erkenntnissen über das Gehirn und seine Arbeitsweise. Dabei orientiere ich mich stets daran, welchen praktischen Nutzen wir daraus für Alltag und Beruf ziehen können. Ich stelle Ihnen zahlreiche Ideen und Möglichkeiten für eine gehirnfreundliche Lebens- und Arbeitsgestaltung vor. Es geht um die Bedeutung von Bewegung für geistige Leistungskraft, um Ernährung, Stress, Schlaf, um den Bio-Rhythmus, Hirndoping, Sozialkontakte, die Kraft guter Gedanken und Gefühle, Neugier, Multitasking und das Gedächtnis. Hier haben Sie vielfältige Ansatzpunkte zur Verbesserung Ihrer Leistungsfähigkeit gepaart mit Wohlbefinden, Glück und Zufriedenheit. Leistung mit und durch Wohlbefinden, Glück und Zufriedenheit, das ist meine Devise. Ist das nicht verlockend?

Damit Sie unmittelbar Nutzen aus den Erkenntnissen ziehen können, habe ich am Ende jeden Kapitels alltagstaugliche Tipps zusammengefasst. Natürlich können und müssen Sie nicht alle umsetzen. Fangen Sie mit denjenigen an, die Sie in Ihrem Leben für realisierbar halten und die Ihnen gefallen. Machen Sie da weiter, wo Sie sich ohnehin schon »richtig« verhalten. Eröffnen Sie sich neue Möglichkeiten, Ihre Arbeit, Ihren Alltag, Ihr Leben zu gestalten. Dieses Buch bietet Ihnen eine Fülle von Angeboten für mögliche Veränderungen. Wenn Sie sich darauf einlassen, werden Sie sich schon bald wohler fühlen und die Anforderungen in Beruf und Alltag besser meistern können.

Selbstverständlich müssen Sie die Kapitel nicht in der vorgegebenen Reihenfolge lesen. Beginnen Sie einfach mit den Themen, die Sie besonders interessieren. Widmen Sie sich den anderen Themen, wenn Sie Zeit und Lust dazu haben. Ich wünsche Ihnen viele Aha-Erlebnisse und viel Freude beim Lesen und Umsetzen.

Ihre Julitta Rössler

Einführung
Unser Gehirn. Oder: eine Reise in den Amazonas-Regenwald

Jede Zeit hat ihre ganz speziellen Herausforderungen. So auch die moderne mediale Welt. Körperliche Anforderungen treten mehr und mehr in den Hintergrund. Geistige Fähigkeiten gewinnen dagegen immer mehr an Bedeutung. Längst sind sie zu den wichtigsten Ressourcen auf den Arbeitsmärkten geworden. Erfolgreich sein und sich dabei wohlfühlen, das setzt geistige Vitalität voraus. Wer mental gesund und leistungsfähig ist, erlebt Lebensqualität. Es verwundert daher nicht, dass immer mehr Menschen vor geistigem Verfall und den damit verbundenen Folgen Angst haben. Dabei muss das gar nicht sein.

Ausgestattet mit dem wohl spannendsten, aufregendsten und leistungsfähigsten Organ, das die Natur je hervorgebracht hat, dem Gehirn, ist der Mensch bestens gerüstet für die vielfältigen Chancen, Anregungen und Herausforderungen der heutigen Welt. Nehmen wir uns ein wenig Zeit, uns mit diesem ganz besonderen Organ vertraut zu machen. Je mehr wir darüber wissen, wie unser Gehirn arbeitet, desto besser gelingt es uns, seine Potenziale zu entfalten.

Ein Vergleich mit der Nutzung eines Computers verdeutlicht das. Das gesamte Spektrum der Möglichkeiten eines Computers bleibt uns verschlossen, wenn wir uns nicht mit seinen vielfältigen Funktionen vertraut machen. Wir können den Computer dann lediglich als bessere

Schreibmaschine nutzen. Kennen wir aber die Nutzungs-
möglichkeiten, die er uns bietet, so können wir ihn unseren Erfordernissen und Wünschen entsprechend als echte
Arbeitsunterstützung, komplexes Unterhaltungsmedium
oder Wissenslieferant einsetzen. Die Entscheidung liegt
bei uns selbst.

Nehmen wir ein weiteres Beispiel. Stellen Sie sich vor,
Sie planen eine Reise in eine attraktive Stadt, die Sie noch
nicht kennen. Sie können völlig unvorbereitet dort hinfah-
ren und vor Ort ziel- und planlos herumlaufen. Sie erfreuen sich dabei an dem einen oder anderen Sehenswer-
ten und können die Atmosphäre in der Stadt genießen.
Das hat seinen Reiz und kann große Freude machen. Sie
können sich aber auch vorab über kulturelle und ge-
schichtliche Hintergründe, über interessante Angebote
genau in der Reisezeit und über Möglichkeiten zur Teil-
nahme an Führungen oder kulturellen Veranstaltungen informieren. In diesem Fall erschließen Sie sich die Stadt
weitaus intensiver. Außerdem haben Sie ganz nebenbei
den Genuss der Vorfreude. Auch hier liegt die Entscheidung bei Ihnen selbst.

Ähnlich ist es mit unserem Gehirn. Wir können es im
Sparbetrieb nutzen und auf vielfältige Erlebnis-, Erkennt-
nis- und Erfahrungswelten verzichten. Wir können uns
aber auch entscheiden, uns die schier unerschöpflichen
Potenziale größtmöglich zu erschließen. Es liegt ganz bei
uns.

Natürlich haben wir alle eine individuell unterschiedliche genetische Basis, so wie wir auch unter unterschiedlichen Bedingungen aufgewachsen sind. Der eine hat viel
Unterstützung bei der Entfaltung seiner Potenziale erfahren und der andere weniger. Wir können aber auch eigen-
verantwortlich Einfluss auf unsere geistigen Ressourcen
nehmen. Unsere Möglichkeiten sind immer ein Zusam-

menspiel aus genetischer Veranlagung, persönlicher Prägung und aus dem, was und wie viel wir selber tun können und wollen.

Schauen wir uns ein paar beeindruckende Fakten über das Gehirn an. Wussten Sie, dass dieses insgesamt nur knapp 1,4 Kilogramm schwere Organ, das so platzsparend gefaltet und geschützt unter unserer Schädeldecke untergebracht ist, etwa 100 Milliarden Nervenzellen hat, sogenannte Neuronen? Sie alle sind unmittelbar mit der Weiterleitung und Verarbeitung von Informationen beschäftigt. Eine vielfach benutzte Analogie macht die Dimensionen in unserem Kopf vorstellbarer. Die Anzahl der Bäume im Amazonas-Regenwald wird auf eine ähnlich hohe Zahl beziffert. Der Amazonas-Wald erstreckt sich dabei über eine Fläche von rund 4 300 000 Quadratkilometern. Bezieht man das Gebiet rund um alle Nebenarme des Amazonas-Flusses mit ein, so hat er sogar knapp mehr als 7 000 000 Quadratkilometer Fläche. Die für höhere kognitive (geistige) Leistungen zuständige Großhirnrinde, das ist die stark gefurchte und gefaltete graue äußere Schicht des Gehirns, bedeckt dagegen, wenn wir sie auseinanderfalten könnten, lediglich den Platz von vier Blatt Schreibmaschinenpapier.[1]

Die 100 Milliarden Neuronen werden bei ihrer Arbeit von einer ebenso gigantisch großen Anzahl von Hilfszellen, den sogenannten Gliazellen, unterstützt. Zählt man auch diese Zellen dazu, so verfügt unser Gehirn insgesamt über etwa 1 Billion Nervenzellen, eine schier unvorstellbar große Anzahl.

Damit aber nicht genug. Die Gesamtlänge der von den 100 Milliarden Neuronen ausgehenden Nervenfasern beträgt etwa 5,8 Millionen Kilometer. Das entspricht 145 Erdumrundungen.[2] Jedes Neuron kann mit Tausenden von anderen Neuronen in Kontakt treten, um Signale zu

empfangen oder zu senden. Man geht davon aus, dass zum
Teil weit mehr als 10 000 Zellen mit jedem Neuron Kontakt aufnehmen. Das Neuron selbst tritt wiederum mit
Tausenden von anderen Neuronen in Verbindung. So entsteht ein gigantisches Kommunikationsnetzwerk mit etwa
so vielen Verbindungen, wie es Blätter im Amazonas-Wald
gibt. Auf einem Gehirnstückchen von der Größe eines
Stecknadelkopfes könnten bis zu 1 Milliarde Verknüpfungen liegen. Insgesamt gibt es mindestens 100 Billionen
(100.000.000.000.000!) Verbindungen zwischen den einzelnen Neuronen.[3]

Die Neuronen stehen miteinander in Verbindung, um
Informationsreize oder Botschaften untereinander auszutauschen. Diese Signale werden mit einer Geschwindigkeit
von mehr als 100 Metern pro Sekunde, also etwa 360
Stundenkilometern weitergeleitet.[4] Das erklärt die mühe-
lose Schnelligkeit, mit der wir auf alle Reize unserer Umgebung reagieren können. Stolpern wir beispielsweise bei
einem Waldlauf plötzlich über ein Stück Baumwurzel, so
nehmen wir das quasi genau in dem Moment wahr, in dem
es passiert. Wir sind blitzschnell in der Lage, unsere Körperhaltung zu korrigieren, wieder Gleichgewicht zu erlangen und hoffentlich einen Sturz zu vermeiden. Das
kann uns nur gelingen, weil die Reizweiterleitung zwischen Fuß und Gehirn in Bruchteilen einer Sekunde geleistet wird.

Bedenken wir, dass wir ohne unser Gehirn nicht riechen, schmecken, hören, sehen, fühlen, sprechen, atmen
oder uns bewegen und räumlich orientieren könnten.
Ohne unser Gehirn würden unsere inneren Organe nicht
ihre lebenswichtige Arbeit tun. Wir könnten weder Freude noch Schmerz empfinden. Erfahrungen und Gefühle
könnten uns nicht leiten und unser tägliches Verhalten
sinnvoll steuern. Neue Aufgaben und Probleme können

wir nur dank unseres Gehirns komplex durchdenken und Lösungen dafür finden. Ohne dieses wundervolle Organ wäre die Menschheit heute nicht das, was sie ist, eine hoch entwickelte Spezies.

Wie funktioniert die Aufnahme und Weiterleitung von Informationen zwischen den Neuronen konkret? – Chemische und elektrische Impulse spielen dabei eine wesentliche Rolle. Sie bewirken ein Wechselspiel zwischen Erregung (Aktivierung) und Hemmung (Deaktivierung), ähnlich dem Wechselspiel zwischen Beschleunigen und Abbremsen beim Autofahren. Basiszustand aller Nervenzellen ist der Ruhezustand. Die Zelle sendet kein Signal aus. Unser Auto, das wir gerade nicht benutzen und auf dem Parkplatz abgestellt haben, ist ein guter Vergleich. Der Ruhezustand der Zelle ändert sich schlagartig, wenn Informationen weitergeleitet werden sollen. Im Gehirn werden elektrische Impulse im sendenden Neuron aufgebaut. Man spricht von dem sogenannten Aktionspotenzial. Die entstehende elektrische Spannung entspricht der einer 9-Volt-Batterie. Das Axon, eine direkt vom Zellkörper abgehende Nervenfaser, welches Signale vom Zellkörper zu anderen Nervenzellen weiterleitet, ist jetzt aktiviert. Als Vergleich stellen wir uns vor, dass wir uns entschließen, mit unserem Auto loszufahren. Wir starten den Motor und geben Gas, um anfahren und den Parkplatz verlassen zu können. Ist der Transport über das Axon gestartet, schaltet der Zellkörper umgehend wieder in den Ruhezustand. Andernfalls wäre er blockiert für die Aufnahme neuer Signale.

Das über das Axon transportierte Signal muss nun seinen Bestimmungsort, das empfangende Neuron, erreichen. Jetzt kommen die Dendriten (griechisch dendrites: zum Baum gehörend) des empfangenden Neurons ins

Spiel. Das sind baumartig verzweigte Nervenfasern, die Signale von anderen Nervenzellen aufnehmen können. Sie sind kürzer als die Axone. Das Axon, das eine Information übermitteln will, nimmt an seinem Ende mit den Dendriten der Zielzelle Kontakt auf. Das ist aber nicht einfach. Die jeweiligen Enden von Axon und Dendrit sind durch einen sogenannten synaptischen Spalt voneinander getrennt. Die Enden beider Zellen (Dendrit und Axon) bilden zusammen mit diesem Spalt die Synapse, über die alle Informationen übertragen werden. Wie kann aber das transportierte Signal seinen Bestimmungsort erreichen, wenn dazwischen ein Spalt, das heißt eine Unterbrechung liegt, die von den elektrischen Impulsen nicht einfach übersprungen werden kann?

Die Natur hat für dieses Problem eine intelligente Lösung gefunden. Zur Veranschaulichung stellen Sie sich folgende Situation vor: Sie sind als Bote für die schnelle Zustellung von Briefen zuständig und haben einen eiligen Auftrag zu erledigen. Sie fahren mit Ihrem Auto auf kürzestem Weg in Richtung Empfängeradresse und kommen an einen Fluss. Auf der anderen Seite des Flusses wartet der Empfänger auf Ihre Nachricht. Ohne ein geeignetes Hilfsmittel wären Sie nicht in der Lage, die Information zum Empfänger zu bringen, da Ihr Auto den Fluss nicht einfach durchfahren kann. Der Fluss ist zu tief. Glücklicherweise gibt es genau an dieser Stelle eine Fähre, die Sie zum anderen Ufer bringt. Genau dort, wo der Empfänger auf Sie wartet, befindet sich eine Anlegestelle, die speziell für diese Fähre geeignet ist. Sie wechseln also das Transportmittel und benutzen die Fähre, um den Brief weiter zu transportieren. Am anderen Ufer angekommen, kann der Brief nun dem Empfänger übergeben werden.

Fast genauso kann man sich den Transport des elektrischen Impulses zur Empfängerzelle vorstellen. Angekommen am synaptischen Spalt, vergleichbar dem Fluss, sorgt die Natur für ein geeignetes Transportmittel, die Fähre. Der Impuls erreicht das empfangende Neuron auf der anderen Seite des synaptischen Spaltes, wie die Fähre das andere Ufer mit dem dort wartenden Empfänger. Das funktioniert folgendermaßen: Trifft das Aktionspotenzial am Ende des Axons auf den Spalt zwischen beiden Zellen, werden die elektrischen Signale in chemische Stoffe umgewandelt, sogenannte Botenstoffe. Diese Botenstoffe, auch Neurotransmitter genannt, werden in den Spalt ausgeschüttet. An der Schnittstelle zwischen beiden Zellen sitzen winzig kleine Bläschen, die die Botenstoffe enthalten und abgeben. Einmal freigesetzt, durchqueren diese Stoffe problemlos die wässrige, salzige Flüssigkeit, die die Neuronen umgibt, und überwinden den synaptischen Spalt ähnlich der Fähre in unserem Flussbeispiel. Am anderen Ende des Spaltes angekommen, benötigt der Botenstoff so etwas wie den Anlegesteg für die Fähre, um mit dem Zielneuron in Kontakt treten zu können. Diese Aufgabe übernehmen die sogenannten Rezeptoren am Ende der Dendriten. Hierbei handelt es sich um Proteinmoleküle, die speziell auf bestimmte Neurotransmitter eingestellt sind, sodass beide Teile zusammenpassen wie Schlüssel und Schloss. Stimmen die Codierungen von Rezeptor und Botenstoff überein, kommt es zur Informationsübertragung. Das alles passiert Tausende Male in Millisekunden, immer wenn wir denken oder handeln, zum Beispiel auch jetzt gerade, wenn Sie diese Zeilen lesen.[5]

Die Art und Weise, wie wir unser Gehirn nutzen, bestimmt, wie es beschaffen ist. Sind wir geistig aktiv, so verändert sich dadurch die Architektur und Struktur unseres Gehirns. Das passiert zum Beispiel immer dann, wenn wir etwas Neues erfahren, denken oder lernen. Die Anzahl der Verzweigungen und der neuronalen Verbindungen vergrößert sich. Das neuronale Netz wird dichter. Je dichter das Netz, desto leichter können wir neues Wissen an bereits vorhandenes Wissen anknüpfen, desto leichter fällt uns flexibles, schnelles und effizientes Denken. Jede noch so kleine Änderung oder Neuerung in unserem Leben und in unserer Umwelt trägt dazu bei – auch das Lesen dieses Buches.

Das funktioniert leider auch in gegenläufiger Richtung. Bleiben Erfahrungen und Lernprozesse im Leben eines Menschen aus, weil er sein Leben monoton und passiv gestaltet, so verkümmern die nicht mehr häufig gebrauchten Synapsen. Das neuronale Netz wird dünner. Die geistige Leistungskraft lässt nach.

Die neuronalen Verbindungen können sich ein Leben lang ändern. Das Gehirn eines Menschen ist niemals fertig ausgebildet. Es ist also nie zu spät, etwas für seinen Geist zu tun. Intellektuelle Anregung in Verbindung mit einer abwechslungsreichen Umgebung und Lebensweise trägt bis ins hohe Alter entscheidend zu mentaler Gesundheit und Leistungskraft bei.[6]

Ein Beispiel soll die nutzungsabhängigen Prozesse in unserem Kopf anschaulich machen: Stellen Sie sich vor, Sie spazieren durch den Wald und nehmen eine Abkürzung durch ein Stück unwegsamen Geländes. Nach Ihnen entdecken weitere Spaziergänger den nun etwas flach getretenen Pfad und benutzen ihn ebenfalls. Mit der Zeit entsteht ein Pfad, der immer breiter und fester wird. Irgendwann entschließt sich die Forstverwaltung, hier einen regulären Weg anzulegen. Wird dieser Weg aber nicht mehr regelmäßig benutzt und gepflegt, so wird er mit der Zeit wieder mit Pflanzen zuwachsen und nach und nach ganz verschwinden.

Nehmen Sie als weiteres Beispiel das Wachstum unseres Autobahnnetzes. In den Anfängen waren es wenige ausgebaute Strecken, mit der Zeit wurden stark frequentierte Strecken ausgebaut. Es entstanden Streckenabschnitte mit mehreren Fahrspuren. Verzweigungen in viele verschiedene Richtungen wurden gebaut. Große und komplexe Autobahnverteiler entstanden. Es wurde immer einfacher, von einer Verbindung auf eine andere zu wechseln. Auch weit entfernte Ziele können problemlos und schnell erreicht werden (vorausgesetzt natürlich, wir stehen nicht im Stau!). Aus den anfänglich nur wenigen Wegstrecken ist ein verzweigtes Netz von Verbindungen geworden. Stetige, intensive und starke Streckennutzung hat das bewirkt.

Die durch intensive Nutzung wachsende Komplexität und Dichte von neuronalen Netzwerken lässt sich mit modernen Verfahren zur bildlichen Darstellung des Gehirns sichtbar machen. Damit kann man dem Gehirn bei der Arbeit zusehen und beispielsweise erkennen, bei welchen Aufgaben und in welchem Umfang bestimmte Areale aktiv sind. So konnte zum Beispiel bei Taxifahrern in London festgestellt werden, dass die Region des Gehirns, die für räumliche Orientierung zuständig ist, umso größer ist, je länger sie dieser Tätigkeit bereits nachgingen.[7] Bei langjährig tätigen Kellnerinnen funktioniert kurzzeitiges Merken und Erinnern deutlich besser als bei Nichtkellnerinnen.[8] Für hoch qualifizierte Musiker konnte beobachtet werden, dass der für Lautverarbeitung zuständige Teil des Gehirns um fast 25 Prozent größer ist als bei Menschen, die noch nie ein Instrument gespielt haben.[9]

Erfahrungen, die wir häufig machen, oder wiederholte Lernprozesse führen dazu, dass sich die Synapsen am Ende der Neuronen verstärken und an Volumen zunehmen.

Dinge, die wir häufig tun, fallen uns leichter als Dinge, die wir nur selten oder gar nicht machen. Auto zu fahren ist für uns zum Beispiel ein automatisierter Vorgang, den wir ohne viel Nachdenken immer wieder ausführen. Kommen wir auf einer Reise aber in ein Land, in dem Linksverkehr gilt, so tun wir uns zunächst schwer damit. Haben wir die Gelegenheit, für ein paar Tage oder Wochen in diesem Land zu bleiben, so bereitet uns mit der Zeit auch das sichere Fahren auf den Straßen mit Linksverkehr immer weniger Schwierigkeiten. Neue synaptische Verbindungen sind geknüpft worden und konnten durch wiederholtes Üben gestärkt werden.

Die Fähigkeit des Gehirns, sich rasch auf Veränderungen einzustellen und seine neuronale Architektur immer wieder neu zu formen, wird als Plastizität des Gehirns bezeichnet. Sie bleibt ein Leben lang erhalten. Das menschliche Gehirn kann außerdem, in Abhängigkeit von Lebensweise und Beanspruchung, ein Leben lang neue Nervenzellen bilden. Dieser Prozess heißt Neurogenese. Das menschliche Altern muss also nicht zwangsläufig mit Einbußen in den geistigen Fähigkeiten einhergehen. Jegliche Form von Demenz ist eine Erkrankung und nicht notwendigerweise die Begleiterscheinung hohen Alters. Zumindest zum Teil (schicksalhaft bedingte Erkrankungen oder Unfälle können wir natürlich nicht verhindern) sind wir bis ins hohe Alter selbst verantwortlich für unsere geistige Entwicklung. Ein sehr alter Mensch kann von großer geistiger Vitalität sein, wogegen junge Menschen bereits deutliche Anzeichen von Minderleistung haben können.[10] Unser Alt-Bundeskanzler Helmut Schmidt ist ein leuchtendes Beispiel für hohe geistige Leistungskraft bis ins hohe Alter. Sicher hat er sich diese Fähigkeit nicht durch Passivität und Desinteresse erhalten.

Letztlich entscheidet wesentlich die Art, wie wir leben und unser Gehirn benutzen, über unser geistiges Vermögen. Es hängt zu einem großen Teil von unseren eigenen

Bemühungen ab, ob wir ein Leben lang geistig leistungsfähig sind. Je eher wir anfangen, unserem Gehirn zu geben, was es braucht, umso größer ist die Wahrscheinlichkeit, dass wir auch in fortgeschrittenem Alter noch über eine verlässliche geistige Leistungskraft verfügen. Das bedeutet Selbstbestimmung, Unabhängigkeit und Lebensqualität.

Ja, Sie können Ihr Gehirn formen und sich damit neue Lebensqualitäten eröffnen. Das ist vergleichbar mit dem Körpertraining. Treiben wir regelmäßig Sport und kümmern wir uns obendrein um eine gesunde Lebensweise, so bauen wir Muskelmasse auf, verbessern unsere Kondition und sind insgesamt leistungsfähig und gesünder. Vernachlässigen wir ein regelmäßiges Training und gewöhnen wir uns eine ungesunde Lebensweise an, so werden die Muskeln weniger, unsere Kondition lässt nach, wir werden dicker, vielleicht sogar übergewichtig und tragen weit größere gesundheitliche Risiken. Genau so verhält es sich auch mit unserem Gehirn.

Schon Leonardo da Vinci stellte einst fest: »So wie das Eisen außer Gebrauch rostet und das stillstehende Wasser verdirbt oder bei Kälte gefriert, so verkommt der Geist ohne Übung.«[11]

Wissenswertes über das Gehirn auf einen Blick

- Das menschliche Gehirn besitzt etwa 100 Milliarden Nervenzellen (Neuronen) für die Verarbeitung von Informationen.
- Die Neuronen werden bei ihrer Arbeit von Hilfszellen, den sogenannten Gliazellen, unterstützt. Sie machen etwa 90 Prozent der gesamten Gehirnmasse aus.
- Neuronen und Gliazellen zusammen sind etwa 1 Billion Nervenzellen.

▓ Die Nervenzellen (Neuronen) sind durch etwa 100 Billionen Verbindungen (Synapsen) miteinander zu einem gigantischen Netzwerk der Gedanken verbunden.

▓ Auf einem Gehirnstückchen der Größe eines Stecknadelkopfes können bis zu 1 Milliarde Neuronen-Verknüpfungen liegen.

▓ Die Neuronen leiten Informationsreize mit einer Geschwindigkeit von etwa 360 Stundenkilometern weiter.

▓ Die Länge der Nervenbahnen des Gehirns beträgt bei einem erwachsenen Menschen insgesamt etwa 5,8 Millionen Kilometer. Das entspricht ungefähr 145 Erdumrundungen.

▓ Das Gehirn macht ungefähr 2 Prozent der Körpermasse aus, benötigt aber etwa 20 Prozent der gesamten Körperenergie und etwa 50 Prozent des gesamten Sauerstoffs.

▓ Das menschliche Gehirn wiegt bei einer erwachsenen Frau knapp 1300 Gramm und bei einem erwachsenen Mann knapp 1400 Gramm.

▓ Die Datenübermittlung im Gehirn wird durch chemische und elektrische Impulse gesteuert. Die aufgebaute elektrische Spannung entspricht der Spannung einer 9-Volt-Batterie.

▓ Chemische Botenstoffe (Neurotransmitter) ermöglichen den Transport von Reizen von einem Neuron zum anderen.

▓ Das menschliche Gehirn kann in Abhängigkeit von Lebensweise und Beanspruchung ein Leben lang neue Nervenzellen bilden. Dieser Prozess heißt Neurogenese.

▓ Das menschliche Gehirn kann lebenslänglich seine Netzwerk-Struktur verändern, sich selbst reparieren und sich auf Veränderungen der Umwelt einstellen. Diese Fähigkeit nennt man Plastizität des Gehirns.

- Durch neue Erfahrungen und Lernprozesse kann die Architektur des Gehirns immer wieder neu geformt werden.

- Das menschliche Gehirn ist immer zu 100 Prozent im Einsatz. Wenn unser Gehirn arbeitet, geschieht das immer in verschiedenen Regionen und über beide Gehirnhälften verteilt.

- Das menschliche Gehirn ist vergleichbar mit einem Körpermuskel. Regelmäßige anspruchsvolle Nutzung stärkt die geistige Leistungskraft. Wird das Gehirn nicht regelmäßig beansprucht, so verkümmern die geistigen Potenziale.

- Der Mensch kann bis ins hohe Alter seine Denk- und Gedächtnisleistung erhalten und ausbauen.

- Ein 80-jähriger Mensch kann das gleiche geistige Leistungsniveau haben wie ein 20-jähriger Mensch. Lediglich die Art und Weise der Verarbeitung von Informationen und die Schnelligkeit der Informationsaufnahme sind unterschiedlich.

Den Geist auf Trab bringen
Die Bedeutung von Bewegung für die grauen Zellen

Stellen Sie sich vor, Sie sitzen in einer langweiligen Sitzung und Ihre Konzentration lässt nach. Wie verhalten Sie sich? Fangen Sie an, auf Ihrem Papier herumzukritzeln? Rutschen Sie unruhig auf Ihrem Stuhl hin und her? Tippen Sie nervös mit den Fingern auf die Tischplatte oder recken und strecken Sie sich sogar, soweit das die Situation zulässt? Wie ist es, wenn Sie ein langes Telefonat führen? Bleiben Sie die ganze Zeit sitzen oder stehen Sie irgendwann auf und gehen dabei im Raum umher? Wenn Sie sitzen bleiben, fangen Sie dann nach einer Weile an, Ihre Sitzposition immer wieder ein wenig zu verändern? Was machen Ihre Kinder, wenn sie für die Schule arbeiten? Sitzen sie still am Schreibtisch oder fällt es ihnen schwer, sich nicht zu bewegen?

In diesen und ähnlichen alltäglichen Situationen verhalten wir uns unbewusst richtig im Sinne unseres Gehirns. Wir bewegen uns.

Bewegung prägt das menschliche Verhalten seit Beginn der Menschheitsgeschichte. Sie war von lebenswichtiger Bedeutung, um Gefahrensituationen durch Flucht oder Angriff zu bewältigen und um die Ernährung durch die Jagd zu sichern. Auch zur Erschließung neuer Lebensräume mussten die Menschen sich fortbewegen. Erst in neuester Zeit sind viele körperliche Aktivitäten durch überwiegend sitzende und bewegungsarme Verhaltensweisen abgelöst worden. Das beginnt bereits in der Kindheit. Früher haben Kinder auf der Straße, dem Spielplatz oder in freier Natur bewegungsreich gespielt. Dabei waren alle Sinne beteiligt. Heute verbringen schon viele Kleinkinder einen großen Teil ihrer Freizeit sitzend vor dem Fernseher, dem Computer oder der Spielkonsole. Auch der Schulunterricht wird überwiegend sitzend und ohne gezielte Bewegungsförderung durchgeführt. Der natürliche Bewegungsdrang der Kinder findet nur noch wenig Raum zur Entfaltung.

Die Welt der Erwachsenen ist ebenso bestimmt durch Bewegungsmangel. Ein immer größerer Teil der Arbeitsplätze verlangt immer weniger körperliche Betätigung und Anstrengung. Immer mehr Menschen sitzen zehn und mehr Stunden am Tag bewegungsarm vor einem Computer. Die moderne Elektronik unterfordert den Körper und macht träge. Dieser Trend setzt sich außerhalb des Arbeitsplatzes fort. Auch für kleine Entfernungen benutzen wir das Auto, den Fahrstuhl ziehen wir dem Treppenhaus vor. Vieles von dem, was wir einkaufen, bestellen wir online und lassen es uns ganz bequem direkt nach Hause liefern. Entspannung suchen wir sitzend vor dem Fernseher. An die Stelle des aktiven Jagens ist passiver und bewegungsarmer Konsum getreten.

Damit berauben wir uns des wirkungsvollsten und wichtigsten Ansatzes für geistige Leistungskraft, der körperlichen Bewegung.

Bereits in der Antike wusste man um die Bedeutung von Bewegung für das Denken. So hat Aristoteles seinen Schülern seine Lehren vermittelt, indem er mit ihnen ins Gespräch vertieft wandelnd durch die Säulengänge des Marktplatzes im antiken Athen gegangen ist. Ein Ausspruch, den der heilige Augustinus getan haben soll, lautet: ›Solvitur ambulando‹. Das bedeutet soviel wie ›Im

Gehen findet sich die Lösung‹. Auch Goethe sagt man nach, dass er seine besten Gedanken auf Spaziergängen und Wanderungen hatte.

Die mittlerweile zahlreichen Studien von unterschiedlichsten Forschern aus der ganzen Welt belegen, dass Bewegung der Schlüssel für lebenslange geistige Vitalität ist. Bewegung ist das Wichtigste, was wir für den Erhalt und auch den Ausbau unserer geistigen Fähigkeiten tun können. Bewegung stärkt die geistigen Fähigkeiten sogar mehr als direktes kognitives (geistiges) Training. Körperlich aktive Menschen können sich mehr Informationen merken, sie besser verarbeiten und ermüden dabei langsamer als diejenigen, die sich nicht bewegen.[1] Experimente mit zuvor untrainierten älteren Menschen zeigen zum Beispiel bessere Gedächtnisleistungen nach 20 Wochen mit jeweils 30 bis 60 Minuten dauernden zügigen Spaziergängen dreimal pro Woche.[2]

Der Mediziner Ana Pereira und sein Team von der Columbia University in New York hat Erwachsene im Alter zwischen 21 und 45 Jahren, die bis dahin keinen Ausdauersport betrieben haben, einem Gedächtnistest und einem Hirnscan per Magnetresonanztomografie (MRT) unterzogen. Anschließend nahmen sie drei Monate lang viermal pro Woche eine Stunde an einem Ausdauertraining teil. Der danach erneut durchgeführte Gedächtnistest und der Hirnscan zeigten eine stärkere Durchblutung des Hippocampus, einem Hirnareal, das für die Einspeicherung und Konsolidierung von Gedächtnisinhalten zuständig ist. Auch die Ergebnisse in den Tests waren besser als zuvor.[3]

»Bewegte Schüler« können sich besser und länger konzentrieren, benutzen beim Lernen mehrere Gehirnareale gleichzeitig und vernetzten das Gelernte beim Abspeichern vielfältiger. Gleichzeitig zeigen sie ein deutlich aus-

geprägtes Selbstwertgefühl, sind seltener depressiv verstimmt, insgesamt weniger ängstlich und stärker motiviert.[4] Bewegung ist dennoch bisher nicht fester Bestandteil des Unterrichts. Dabei wäre es ganz einfach, sie in das
Lehrkonzept zu integrieren. Der Unterricht könnte zum
Beispiel mit 5 bis 10 Minuten spielerischen Bewegungseinheiten beginnen. Die danach erhöhte Aufmerksamkeit
und bessere Motivation der Schüler führt zu einer insgesamt besseren Lehr- und Lernqualität.

Was passiert in unserem Gehirn, wenn wir uns bewegen?
An der Sporthochschule Köln sind von Wildor Hollmann
und seinem Team hierzu interessante Erkenntnisse gewonnen worden, die auch in anderen Studien bestätigt
wurden.

Lernen und Denken in stimulierender und zu Bewegung anregender Umgebung führen demnach zur Bildung
neuer Nervenzellen. Vorhandene Synapsen werden verstärkt und neue neuronale Verknüpfungen werden gebildet.[5]

Beobachtungen des Gehirns mit bildgebenden Verfahren
während körperlicher Betätigung zeigen auch eine deutlich
stärkere Durchblutung einzelner Gehirnregionen.

Die Fließgeschwindigkeit des Blutes vergrößert sich,
wenn wir uns bewegen. Gleichzeitig erhöht sich die Anzahl der roten Blutkörperchen. In Bewegung produziert
der Körper außerdem vermehrt Hämoglobin. Hämoglobin trägt den für das Gehirn so wichtigen Sauerstoff. Die
roten Blutkörperchen transportieren dieses Hämoglobin
zu den Zellen. Dadurch, dass das Blut schneller fließt und
mehr rote Blutkörperchen für den Transport zur Verfügung stehen, wird das Gehirn deutlich besser mit Sauerstoff versorgt. Ein Mensch, der sich regelmäßig bewegt,
kann doppelt so viel Sauerstoff verarbeiten wie ein Mensch,

der sich nicht körperlich betätigt. Das ist besonders wichtig, da das Gehirn zur Energiegewinnung etwa 50 Prozent unseres gesamten Sauerstoffbedarfs benötigt. Eine Unterversorgung führt unmittelbar zu geistigen Leistungseinbußen, eine gute Versorgung verbessert dagegen unsere geistigen Fähigkeiten.

Bewegung regt die Bildung von Proteinen an. Proteine sind Bausteine des Nervengewebes, die an der Gestaltung, dem Aufbau und dem Umbau der neuronalen Architektur des Gehirns großen Anteil haben. Das neuronale Netz kann sich schneller ausweiten. Der Mensch kann im wahrsten Sinne des Wortes »schneller schalten«.[6]

Nicht zuletzt führt Bewegung zur vermehrten Ausschüttung von denjenigen Botenstoffen, die zur Stimmungsaufhellung beitragen. Das immer wieder beschriebene sogenannte »Runner's High« ist Ausdruck der verstärkten Produktion dieser Glückshormone. Gemeint ist das beglückende Gefühl von Leichtigkeit, das sich beim gleichmäßigen, ruhigen und langen Laufen einstellt. Jeder, der regelmäßig Ausdauersport in freier Natur betreibt, weiß um diese nicht nur körperlichen, sondern auch mentalen Wohlfühlerlebnisse. Längst ist Bewegung deshalb auch fester Therapiebestandteil bei der Behandlung von psychischen Erkrankungen geworden.

Neueste Erkenntnisse deuten darauf hin, dass sich das Risiko, an Demenz oder Alzheimer zu erkranken, durch Bewegung um 50 Prozent verringert.[7]

Bereits durch eine 20-minütige Bewegungseinheit täglich (zum Beispiel Walken, spazieren gehen) können wir das Risiko für einen Schlaganfall, eine der häufigsten Ursachen für geistige Beeinträchtigungen, um knapp 60 Prozent reduzieren.[8]

In Bewegung fällt das Denken leichter, die Gedächtnisleistung wächst, das Konzentrationsvermögen steigt, hält

länger an und die Fähigkeit zu Innovation und Kreativität
nimmt zu. Wir können neue Fragestellungen und Probleme besser durchdenken und leichter Lösungen dafür finden. In einer Zeit, in der geistige Fähigkeiten zu den wichtigsten Ressourcen auf den Arbeitsmärkten zählen,
gewinnen genau diese Kompetenzen an Bedeutung. Nur
wer geistig fit ist, wird bis ins höhere Alter den Anforderungen des Arbeitslebens standhalten und seine Existenz
sichern können. Auch ein Grund, sich zu bewegen.

Bewegung ist komplex und hat neben den körperlichen
Effekten immer auch eine geistige Trainingskomponente.
Wahrnehmung, Koordination, strategische Planung, Prob-
lemlösefähigkeit, räumliche Orientierung und Reaktionsschnelligkeit sind Aspekte, die je nach Bewegungsart
unterschiedlich stark auch geistig beanspruchen und trainieren. Sich mit den Regeln einer Sportart und mit seinen
sportlichen Mitstreitern auseinanderzusetzen fördert ganz
nebenbei auch die soziale Kompetenz.

Wie viel und welche Art von Bewegung brauchen Körper
und Geist? Bewegung, wie sie unser Gehirn mag, ist nicht
leistungs- oder wettkampforientiert. Nicht neue Rekorde,
Siege bei Meisterschaften oder die erfolgreiche Bewältigung eines Marathons oder gar Triathlons sind erforder-
lich, um unsere grauen Zellen zu stimulieren. Quälerei und
Selbstüberwindung sind nicht nötig. Ganz im Gegenteil.
Wenige, dafür aber regelmäßig durchgeführte Trainings-
einheiten wirken bereits positiv auf die geistige Leistung.
Schon ein zügiger Spaziergang erhöht die Durchblutung
des Gehirns um bis zu 14 Prozent. Mehr körperliche Belastung lässt die Hirndurchblutung nur noch unwesent-
lich steigen. Leichtes körperliches Training reicht also aus,
um geistig beweglich zu bleiben.[9] Versuchspersonen, die
auf einem Fahrradergometer unter moderater Belastung

gleichzeitig Denksportaufgaben an einem Computer lösen mussten, konnten die Aufgaben erfolgreicher als ohne begleitendes Training bewältigen. Die Kapazität des Kurzzeitgedächtnisses stieg im Vergleich zum Ruhezustand um 20 Prozent.[10]

Unmittelbare geistige Leistungsverbesserungen können bereits bei leichten Bewegungen während der geistigen Arbeit verzeichnet werden. Es lohnt sich deshalb, nach kreativen Ansätzen der Bewegungsförderung im Alltag, am Arbeitsplatz und in der Schule zu suchen.

Was spricht dagegen, bei einem Spaziergang den Fortgang eines Projektes zu besprechen? Vielleicht ergeben sich sogar viel leichter und schneller entscheidende Ideen und Lösungen für offene Fragen und ungeklärte Probleme.

Wie oft können wir anstelle einer sitzend verfassten Mail den direkten Kontakt mit einem Kollegen suchen? Wir müssen nur aufstehen und ein paar Schritte laufen, um ihn an seinem Arbeitsplatz aufzusuchen. Auch das ist schon gehirnfreundliche Bewegung.

Was halten Sie von Arbeitsplätzen mit Stehpulten und Laufbändern? Mit ein wenig Übung können wir auf dem Laufband in leichtem Spaziertempo gehen und gleichzeitig Arbeiten am Computer oder auf dem Papier erledigen. Gehen ist ein automatisierter Vorgang, über den wir nicht nachdenken müssen. Nichts spricht dagegen, gleichzeitig eine geistige Arbeit auszuführen. Schließlich können wir uns auch während eines Spaziergangs angeregt unterhalten.

Bei beginnenden Konzentrationsmängeln hilft vielleicht ein kurzer Sprint durch das Treppenhaus, einmal nach unten und wieder nach oben. Danach können Sie bestimmt wieder klarer denken.

Pausenzonen, die nicht nur mit Kaffeeautomaten oder Automaten für Süßigkeiten ausgestattet sind, sondern stattdessen zu Bewegung auffordernde Angebote haben, wären sehr sinnvoll. Ein Kickertisch oder ein bewegungsorientiertes Spiel sind denkbar. Es gibt Spiele mit zu Bewegung auffordernden Aufgaben auch für Spielkonsolen. Damit können möglicherweise die jüngeren Mitarbeiter leichter motiviert werden, sich zu bewegen. Spiele, die speziell unsere Konzentration und unser Kurzzeitgedächtnis fordern und anregen, können hier ebenso Platz finden. Es gibt viele Angebote aus dem Bereich der Gesellschaftsspiele, die man alleine, aber auch gemeinsam mit anderen zwischendurch wahrnehmen kann. Viele davon dauern oft nicht länger als 10 Minuten.

Regelmäßige Kursangebote unter fachkundiger Anleitung in einem firmeneigenen Fitness-Studio oder Personal-Trainer am Arbeitsplatz sind weitere Ideen für Bewegungsangebote. Vielleicht haben Sie auch Lust auf eine bewegte Mittagspause, die von einem dafür qualifizierten Trainer durchgeführt wird. Das geistige Mittagstief lässt sich damit wunderbar überwinden und Sie starten mit neuer Energie in den Nachmittag.

Der Fantasie sind keine Grenzen gesetzt. Starten Sie doch einfach ein Brainstorming und sammeln Sie gemeinsam Ideen, die Sie der Unternehmensleitung unterbreiten. Gute Argumente dafür kennen Sie inzwischen. Am Ende des Kapitels finden Sie eine Zusammenstellung möglicher Bewegungsansätze für Alltag und Beruf. Die Investitionen hierfür sind zum Teil äußerst gering, manches verursacht auch überhaupt keine Kosten. Der positive Effekt auf die Produktivität, Kreativität und die Motivation ist garantiert. Fast alle Vorschläge können übrigens auch in Schulen umgesetzt werden. Vieles lässt sich ganz einfach in den privaten Alltag integrieren.

Unabhängig von den genannten Möglichkeiten sollte ein regelmäßiges Training in einer Ausdauersportart fester Bestandteil des Lebens sein. Erst regelmäßige Bewegung im Ausdauerbelastungsbereich führt zu dauerhaft anhaltenden geistigen Leistungsverbesserungen. Vielleicht müssen Sie sich anfangs ein wenig überwinden, weil Sie lange keinen Sport mehr getrieben haben. Bereits nach kurzer Zeit werden Sie sich aber insgesamt wohler und leistungsfähiger fühlen. Der Einsatz lohnt sich.

Was ist der Ausdauerbelastungsbereich, man spricht auch vom aeroben Bereich? Aerobes Training ist Training mit einer Herzschlagfrequenz, bei der der Körper die erforderliche Energie durch Verbrennung von Sauerstoff gewinnt. Das ist der Fall, wenn mit 60 Prozent bis 80 Prozent der maximal möglichen Herzschlagfrequenz trainiert wird. Als ungefähre Faustformel für die maximale Herzschlagfrequenz gilt: 226 minus Lebensalter bei Frauen, 220 minus Lebensalter bei Männern. Je nach Alter ergeben sich daraus unterschiedliche absolute Werte für den aeroben Trainingsbereich. Sie können sich auch ganz einfach daran orientieren, ob Sie sich während des Trainings gerade noch unterhalten können. Ist das der Fall, so befinden Sie sich mit großer Sicherheit im aeroben Bereich.

Wenigstens 30 Minuten Bewegung im Ausdauerbereich regelmäßig mindestens dreimal pro Woche, besser vier- bis fünfmal pro Woche, ist ausreichend für eine deutliche Verbesserung der geistigen Leistungsfähigkeit. Zudem führt diese Art der Bewegung zum Abbau der für das Gehirn so schädlichen Stresshormone. Besonders geeignet sind Sportarten wie Jogging, Walking, Nordic-Walking, Radfahren, Schwimmen, Wandern und Tanzen.

Ein neues Konzept, das auf ideale Weise moderate körperliche Bewegung und zielgerichtetes Training der grauen

Zellen miteinander verbindet, ist Brain-Walking. Mittlerweile werden immer mehr Kursangebote von dafür ausgebildeten Trainern gemacht. Informieren Sie sich, ob es in Ihrer Nähe ein solches Angebot gibt. Wenn ja, probieren Sie es einfach aus. Aus meinen eigenen Angeboten im Raum Düsseldorf kann ich von durchweg positiven Erfahrungen der Teilnehmer berichten. Neben den Effekten für Körper und Geist macht es einfach auch Spaß. Der Kontakt in einer Gruppe fördert obendrein die für geistige Vitalität so wichtige soziale Kompetenz.

»Dafür habe ich keine Zeit. Mehrmals pro Woche 30 Minuten Training, das schaffe ich nicht.« So argumentieren viele Menschen. Wenn uns Zeit für etwas fehlt, heißt das auch, dass es uns nicht wirklich wichtig ist. Wir nehmen uns andererseits viel Zeit für Dinge, die für unsere Lebensqualität und Gesundheit nicht förderlich sind. Im Gegenteil beeinträchtigen sie uns häufig sogar. Investieren Sie einen Teil dieser Zeit in Bewegung. Es lohnt sich. Fangen Sie an. Bewegen Sie sich.

Praktische Ideen für Bewegung in Alltag und Beruf

- Parken Sie Ihr Auto 10 Gehminuten vom Büro entfernt.
- Gehen Sie zu Fuß oder benutzen Sie das Rad.
- Benutzen Sie die Treppe anstatt des Aufzuges.
- Nutzen Sie Pausen für einen Spaziergang an frischer Luft.
- Stehen Sie auf und gehen Sie umher, während Sie telefonieren, etwas durchdenken, jemand anderem etwas erklären oder etwas erledigen.
- Führen Sie kurze Besprechungen gehend im Raum durch.

- Gehen Sie so oft wie möglich zu Kollegen hin, denen Sie etwas mitteilen wollen, anstatt ihnen per Mail, SMS oder Chat die Informationen zu überbringen.
- Gehen Sie zügig von oben nach unten und umgekehrt durch das Treppenhaus, wenn Sie Konzentrationsmängel bemerken.
- Achten Sie auf eine aufrechte Körperhaltung und wechseln Sie die Sitzposition immer wieder einmal.
- Recken und strecken Sie sich ab und zu und wippen Sie immer wieder mit den Füßen oder lassen Sie kreisen.
- Vermeiden Sie es, still zu sitzen.
- Nutzen Sie Steh-Arbeitsplätze.
- Regen Sie die Anschaffung von Laufbändern für den Arbeitsplatz an.
- Verwenden Sie ein bewegliches Sitzkissen.
- Nutzen Sie einen Sitzball.
- Spielen Sie zwischendurch ein kurzes Match am Kickertisch.
- Nutzen Sie elektronische Spielangebote, wenn Sie Spaß daran finden.
- Regen Sie ein firmeneigenes Fitness-Studio an oder suchen Sie Kooperationsmöglichkeiten mit Fitness-Studios in der Nähe.
- Regen Sie regelmäßige Kursangebote zu unterschiedlichen Bewegungskonzepten (Life-Kinetik, Brain-Gym, QiGong, TaiChi, Jonglieren, Rücken-fit, Yoga) am Arbeitsplatz an oder nehmen Sie solche Angebote in Ihrer Freizeit wahr.
- Nutzen Sie Angebote zu einer bewegten Mittagspause.
- Verabreden Sie sich zu bewegten After-Work-Angeboten, starten Sie zum Beispiel mit einer Brain-Walking-Gruppe in den Feierabend.
- Schaffen Sie sich Kurzhanteln an und machen Sie zwischendurch Übungen.

- Besorgen Sie sich Jonglierbälle, -tücher oder -keulen und jonglieren Sie regelmäßig.
- Tanzen Sie oft zwischendurch ein wenig zu Ihrer Lieblingsmusik.

Die Weisheit mit Löffeln essen
Alles über gehirngerechte Ernährung

»Der glaubt wohl, er hätte die Weisheit mit Löffeln gegessen«, so heißt es im Volksmund, wenn jemand ständig meint, alles besser zu wissen. Auch wenn man natürlich Weisheit nicht essen kann, zeigen Studien, dass unsere Ernährung tatsächlich unsere geistige Leistung und auch unsere Stimmung beeinflusst.[1] Unser Wissen müssen wir uns zwar in jedem Fall erarbeiten, aber es fällt uns leichter, wenn wir das Richtige essen und trinken. Wer häufig unter Konzentrationsschwäche, Merkschwierigkeiten oder Wahrnehmungsproblemen leidet, dem kann möglicherweise eine Umstellung seiner Ernährungsgewohnheiten helfen.

Die Gehirnzellen reagieren äußerst empfindlich auf die Nährstoffe und Substanzen in unserer Nahrung. Wie gut unser Gehirn arbeitet, hängt entscheidend davon ab, was wir essen und trinken. In kürzester Zeit können Vitamine und Nährstoffe den gesamten Hirnstoffwechsel verändern. Sie unterstützen den Aufbau und Erhalt der Neuronen. Sie bestimmen auch, wie viele und welche Botenstoffe oder Neurotransmitter gebildet werden oder auch nicht. Die Botenstoffe lenken unsere Stimmungslage, unsere Denkfähigkeit, unser Verhalten, unsere Gedächtnisleistung und steuern unsere Energie und Lebenseinstellung. Ohne sie gingen im Gehirn sozusagen die Lichter aus (siehe dazu Seite 15). Dabei bleiben positive Effekte nicht auf das Gehirn beschränkt. Eine gehirngerechte Ernährung verbessert insgesamt unsere gesundheitliche Konstitution und unsere Leistungsfähigkeit in Beruf und Alltag. Gerade wer unter hohem Leistungsdruck im Beruf steht, braucht eine ausgewogene und gesunde Ernährung.[2]

Sie haben sicher schon einmal erlebt, dass geistige Anstrengung nach einem viel zu fetten und umfangreichen Essen nicht möglich ist. Wie viel leichter fällt das Denken, wenn wir wenig und leicht gegessen haben. Leider verhalten wir uns häufig falsch, wenn wir wieder einmal glauben, keine Zeit für ein gutes Essen zu haben, wenn unsere Hauptenergiequelle die Gummibärchen aus der Schreibtischschublade sind, wenn wir anstatt Obst oder Gemüse einen fetten Hamburger essen und wenn wir viel zu viel essen.

Entscheidend für unsere geistige Leistungskraft ist, was, wie viel und wann wir essen. Unumstritten ist die Bedeutung des Frühstücks. Menschen, die gut und ausreichend gefrühstückt haben, leisten in den Morgenstunden mehr und ermüden nicht so rasch. Ein Frühstück, zusammengesetzt aus Kohlenhydraten, Eiweiß und einem Fruchtanteil, bereitet optimal auf die vormittäglichen Anforderungen vor. Ein Müsli mit Joghurt und frischen Früchten ist jetzt der ideale Energielieferant. Vorsicht ist allerdings bei vielen Fertigmüsli geboten. Sie sind oft stark gezuckert. Achten Sie auf Müslimischungen ohne Zuckerzusatz, die zum Beispiel mit Trockenfrüchten und Nüssen angereichert sind. Ein Marmeladenbrötchen zum Frühstück nützt als Energielieferant nur wenig. Wer darauf dennoch nicht verzichten mag, sollte zum Vollkornbrötchen greifen und zusätzlich eine Portion Obst essen, am besten in Kombination mit einem Joghurt oder einem Glas Milch. In verschiedenen

Studien konnte mittlerweile nachgewiesen werden, dass Schüler, die regelmäßig vor der Schule gesund und ausgewogen frühstücken, deutlich bessere Leistungsergebnisse haben, weniger an Stimmungsschwankungen leiden, weniger ängstlich und seltener hyperaktiv sind.[3] Untersuchungen mit berufstätigen Erwachsenen zeigten vergleichbare Ergebnisse. Die natürlicherweise im Tagesverlauf auftretenden Leistungstiefpunkte waren deutlich abgeschwächt. Die Leistungsfähigkeit blieb über den Tag auf einem guten Niveau.[4]

Um nahrungsbedingte Leistungseinbrüche zu vermeiden, sind fünf bis sieben Mahlzeiten und gesunde Snacks über den Tag verteilt ideal. Das Frühstück und das Abendessen umfassen dabei jeweils etwa 25 Prozent der täglichen Nahrungsmenge, das möglichst leichte Mittagessen etwa 30 Prozent und die Zwischenmahlzeiten und Snacks insgesamt die restlichen 20 Prozent. Essen und Trinken in angenehmer Atmosphäre, in netter Gesellschaft und mit ausreichend Zeit begünstigt die positiven Effekte einer guten Ernährung.

Stellen Sie sich doch einfach eine Schale mit frischem Obst oder Rohkost auf den Schreibtisch für den kleinen Hunger zwischendurch. Ein Teller Trockenobst und Studentenfutter hilft bei aufkommender Lust auf Süßes. Tauschen Sie die immer gleichen Kekse und süßen Snacks in Meetings gegen Nüsse und Käsewürfel aus, vielleicht mit ein paar Trauben oder Beeren kombiniert. Wasser oder Fruchtsaftschorle erfrischen und löschen den Durst besser als Cola und Limo. Garnieren Sie Pausenbrote mit etwas Salat, frischen Kräutern und Tomaten und schon sind sie nicht mehr langweilig und öde. Setzen Sie sich für ein Angebot in ihrer Cafeteria oder im Pausenbüdchen der Schule Ihrer Kinder ein, das gesunde Fitmacher bereithält anstatt süßer Riegel. Wählen Sie in Ihrer Kantine fettarme

und leichte Gerichte anstelle von Schnitzel und Currywurst. Suchen Sie sich an der Salatbar etwas aus und bringen Sie sich, wenn es keine Kantine gibt, für mittags
leichte Snacks mit. Mittlerweile gibt es auch viele preis-
werte, attraktive und gesunde Fast-Food-Angebote für
die Mittagspause. Die asiatische Küche bietet eine Reihe
gesunder Alternativen. Machen Sie möglichst einen großen Bogen um Imbiss-Buden und Hamburger-Ketten.
Wenn sich ein Besuch dort dennoch einmal nicht vermeiden lässt, weil die Kollegen zum Beispiel unbedingt dort
essen wollen oder Sie der Heißhunger auf einen Hamburger oder eine Currywurst überfällt, so gibt es auch in diesen Fast-Food-Restaurants mittlerweile ein umfangrei-
ches Salatangebot. Wenn Sie einen Hamburger essen, dann
möglichst mit Salat anstatt mit fetten Pommes frites als
Beilage.

Seien Sie kreativ und überlegen Sie, welche Möglichkeiten Sie haben oder welche Angebote Sie in Ihrer Nähe
nutzen können. Es ist überhaupt nicht schwer, sein Gehirn mit gesunden Nährstoffen zu versorgen. Mit der Zeit
werden Sie feststellen, dass gesundes Essen sogar ungeheuer lecker und vielfältig ist. Auf den ersten Blick scheint
es teurer zu sein. Das stimmt aber nicht. Vergleichen Sie
den Preis für einen leckeren Apfel mit dem Preis für einen
süßen Riegel oder eine Tüte Gummibärchen. Für ein Mittagessen in einem Hamburger-Imbiss zahlen Sie nicht weniger als für einen gesunden Mittagsimbiss auf einem
Stand am Markt oder beim Asiaten. Der Preis für einen
Kasten Wasser ist niedriger als der Preis für einen Kasten
Cola oder Limo. Ein Stück Kuchen oder Gebäck ist preis-
lich vergleichbar mit einem Stück Käse, einer Tüte Studentenfutter oder einem Joghurt mit frischen Früchten.
Gesundes und leistungsförderliches Essen muss nicht
teuer sein.

Häufig wird argumentiert, dass für eine Ernährungs-umstellung die nötige Zeit fehlt. Brauchen Sie mehr Zeit, um in einen Apfel zu beißen als in einen süßen Riegel? Kostet das Waschen und Säubern von ein paar Erdbeeren wirklich so viel Zeit? Brauchen Sie für das Anrühren eines leckeren Salatdressings aus gutem Öl und ein wenig Essig tatsächlich lange? Lässt sich ein Stück Kuchen schneller besorgen als ein Stück Käse oder ein paar Tomaten? Be-nötigen Sie für das Einkaufen von Vollkornbrot länger als für das Einkaufen von Weißmehlbrot? Zugegeben, ein Brot mit Tomaten, Salat und Käse ansprechend zu bele-gen, nimmt mehr Zeit in Anspruch als einfach eine Scheibe Wurst oder Käse darauf zu legen. Wir reden aber von Unterschieden im Bereich von Minuten und nicht von Stunden. Letztlich hindern uns meistens nur Gewohnheit und Unkenntnis an einer veränderten Ernährung. Über-legen Sie, bei welcher Mahlzeit Sie mit kleinen Änderun-gen beginnen können und möchten. Denken Sie nach, an welchen Stellen Ihnen gesunde Ernährung schon gut ge-lingt, und machen Sie dort weiter. Mit der Zeit werden Sie feststellen, dass sich Ihre Geschmacksnerven umstellen und Sie überwürzte Speisen, Fertigprodukte oder Fettes und Süßes gar nicht mehr gerne essen. Sie werden mehr auf Qualität und Frische achten und Ihr Essen genießen, auch wenn einmal nicht viel Zeit dafür vorhanden ist. Gu-tes Essen kann Teil eines täglichen Wohlfühlprogramms werden.

Sie müssen selbstverständlich nicht jeglichen Heißhun-ger auf Ungesundes unterdrücken. Wenn Sie Ihre Ernäh-rung insgesamt gesund gestalten, ist es überhaupt nicht schlimm, wenn Sie ab und zu auch mal zu süß, zu fett oder zu viel essen. Auch ich liebe ab und an ein großes Stück ei-ner wirklich leckeren Torte, einen dicken Eisbecher mit Sahne oder ein richtig deftiges Essen mit viel zu viel Kalorien und Fett. Solche Sünden gönne ich mir allerdings nicht, wenn ich weiß, dass ich danach konzentriert geistig arbeiten will.

Neben geeignetem Essen ist auch ausreichendes Trinken, am besten in Form von Mineralwasser, Schorle oder ungezuckertem Kräuter- oder Früchtetee, Voraussetzung für die Versorgung des Gehirns mit der benötigten Energie. Die Fließgeschwindigkeit des Blutes wird dadurch erhöht. Das bedeutet eine bessere Nährstoff- und Sauerstoffzufuhr. Schon bei geringem Flüssigkeitsmangel entstehen Einschränkungen der geistigen Leistungsfähigkeit. Über den Tag verteilt benötigt der erwachsene Mensch etwa 2 bis 3 Liter Flüssigkeit, bei starkem Schwitzen durch heißes Klima oder Sport entsprechend mehr.[5] Hinsichtlich der Leistungsfähigkeit des Gehirns spricht nichts dagegen, zwei bis fünf Tassen Kaffee pro Tag zu trinken. Durch das im Kaffee enthaltene Koffein wird die Konzentrations- und Leistungsfähigkeit zumindest vorübergehend positiv beeinflusst. Ein sehr hoher Kaffeekonsum ist aber aus medizinischer Sicht nicht unbedingt empfehlenswert. Grüner Tee hat im Vergleich zu schwarzem Tee einen höheren Gehalt an B-Vitaminen und Mineralstoffen und ist daher besonders empfehlenswert. Den Flüssigkeitsbedarf über stark zuckerhaltige Getränke wie Limonaden, Cola und Fruchtsäfte zu decken ist nicht ratsam. Ganz abgesehen von gesundheitlichen Risiken durch starke Schwankungen des Blutzuckerspiegels, nehmen wir bei regelmäßigem Konsum auf Dauer stark zu. Alkohol in geringen Mengen (Frauen ein Glas Wein pro Tag, Männer zwei Glas) hat durchaus positive Effekte auf das Herz-Kreislauf-System und fördert die Durchblutung. Alkohol setzt aber schon nach kleinen Mengen die Konzentrationsfähigkeit und die Reaktionsschnelligkeit herab und ist deshalb während geistiger Arbeit nicht zu empfehlen.[6]

Viele Menschen behaupten, dass Sie einfach nicht viel trinken können. Trinken lässt sich trainieren. Gewöhnen Sie sich an, nicht erst bei aufkommendem Durstgefühl zu trinken. Dann sind die ersten Einbußen in unserer geistigen Leistungsfähigkeit schon da. Stellen Sie sich jeden Morgen eine Flasche Wasser oder eine Kanne Tee an einen Platz, an dem Sie über Tag immer wieder vorbeikommen. Gewöhnen Sie sich an, jedes Mal ein Glas oder eine Tasse zu trinken, egal ob Sie Durst haben oder nicht. Stellen Sie sich jeden Morgen eine große Flasche Wasser oder Schorle auf Ihren Schreibtisch und achten Sie darauf, dass sie bis zum Mittag leer ist. Gut gekühlt und mit einem Spritzer Zitrone versehen schmeckt Wasser sehr erfrischend. Nehmen Sie sich, wenn Sie viel unterwegs sind, ausreichend zu trinken mit. Greifen Sie bei Besprechungen regelmäßig zum Wasserglas. Trinken Sie zu jeder Mahlzeit. Nach einiger Zeit werden Sie feststellen, dass Sie gar nicht mehr anders können, als regelmäßig trinken, auch ohne Durst.

Für alle, die genauer verstehen wollen, was unser Gehirn braucht, um blitzschnell schalten zu können, hier nun noch einige Erläuterungen über die konkrete Wirkweise der Nahrungsbestandteile auf unser Gehirn.[7]

Das Gehirn macht ungefähr 2 Prozent unseres Körpergewichts aus, braucht aber etwa 20 bis 30 Prozent der vom Körper insgesamt benötigten Energie und sogar etwa 50 Prozent des insgesamt benötigten Sauerstoffs. Die Hauptenergiequelle für das Gehirn ist Zucker. Die meisten von uns kennen die Aussage »Zucker ist Nervennahrung« und greifen zu Süßigkeiten oder Traubenzucker, wenn der Kopf nicht so arbeiten will, wie sie es gerne hätten. Kurzfristig scheinen die Gedanken besser zu fließen, aber schon bald danach stellt sich leider ein Leistungstief ein und unsere grauen Zellen lassen uns wieder im Stich.

Wir können uns schlechter konzentrieren als vor dem Verzehr der Extraportion Zucker. Heißhunger auf das nächste Süß plagt uns und lässt uns erneut zum süßen Riegel greifen. Ein Teufelskreis kommt in Gang. Warum ist das so?

Zucker als Basis für die Energiegewinnung steht uns in zwei Varianten zur Verfügung, als Einfachzucker in Form von raffiniertem Haushaltszucker und als Mehrfachzucker aus stärke- und ballaststoffreichen Lebensmitteln. Der sogenannte Einfachzucker, wie er in Traubenzuckerwürfeln, Haushaltszucker, Honig, Sirup und stark zuckerhaltigen Lebensmitteln, Fast-Food-Produkten, Süßigkeiten und zuckerhaltigen Getränken vorkommt, wird sehr schnell verdaut und gelangt entsprechend rasch ins Blut und zum Gehirn. Den grauen Zellen steht unmittelbar neue Energie zur Verfügung. Damit das Blut aber nicht von zu viel Zucker überschwemmt wird, produziert die Bauchspeicheldrüse das Blutzucker senkende Hormon Insulin. Es nimmt überschüssigen Zucker wieder aus dem Blut heraus und bringt ihn in die Körperzellen. Der für geistige Leistung nötige Zucker steht schon bald nicht mehr in ausreichender Menge zur Verfügung. Bereits nach etwa 15 bis 20 Minuten ist der Blutzuckerspiegel zum Teil unter das Ausgangsniveau gesunken und Heißhunger auf weiteren Zucker überfällt uns. Kann Zucker nicht sofort neu zugeführt werden, etwa weil wir gerade einen Vortrag halten oder in einer Prüfung sitzen und nicht essen können oder weil die Gummibärchenvorräte aufgegessen sind, so schaltet das Gehirn um auf Sparbetrieb, um die Energiedefizite zu überbrücken. Wir können uns nicht mehr konzentrieren, vergessen, was wir gerade tun wollten, oder erleben sogar einen völligen Blackout und wissen auf einmal nicht mehr, was wir in unserem Vortrag sagen wollten. Ein Albtraum für jeden von uns. Wie können wir das verhindern?

Dafür gibt es die zweite Variante, den Mehrfachzucker. Mit diesem »richtigen« Zucker arbeitet das Gehirn auf einem konstant hohen Leistungsniveau. Das ist wie mit Ihrem Auto. Geben Sie Diesel-Kraftstoff in den Tank Ihres mit Benzin betriebenen Wagens, so wird der Motor schon bald streiken und seine Arbeit einstellen. Versorgen Sie ihn dagegen mit dem für seine Belange richtigen Kraftstoff, so steht einer längeren Reise nichts mehr im Weg. Der so genannte Mehrfachzucker aus stärke- und ballaststoffreichen Lebensmitteln ist sozusagen der passende Treibstoff für Ihr Gehirn. Er kann die benötigte Energie konstant und gleichmäßig über einen langen Zeitraum liefern. Ideale Lieferanten sind Vollkornprodukte (am besten Müsli), Kartoffeln, ungeschälter Reis, Obst (besonders gut: Banane und Apfel) und Gemüse. Die Verdauung erfolgt nur langsam. Glukose wird quasi »häppchenweise« und bedarfsgerecht gebildet und dem Gehirn über längere Zeit in ausreichender Menge zur Verfügung gestellt. Der Blutzuckerspiegel bleibt konstant auf einem günstigen Niveau. Die Bauchspeicheldrüse muss weniger Insulin produzieren. Geistige Energie ist für Stunden sicher und ausgedehnten geistigen Höhenflügen steht nichts mehr im Weg. Sie können sich unbesorgt an anspruchsvolle Aufgaben heranwagen.[7]

Auch für unsere Figur sind die langsamen oder komplexen Kohlenhydrate unproblematisch. Die Achterbahnfahrt durch die Höhen und Tiefen des Blutzuckerspiegels bleibt aus. Überschüssiger Zucker wird nicht in Körperzellen gespeichert. Wir verbrauchen die zur Verfügung gestellte Glukose zur Energiegewinnung. Der Pingpong-Effekt der schnellen Kohlenhydrate aus Einfachzucker ist dagegen Futter für unsere Hüften. Außerdem riskieren wir schwere gesundheitliche Schäden dadurch, dass die Insulinproduktion völlig außer Kontrolle gerät. Altersdiabetes bereits in jungen Jahren kann die Folge sein.

Unser Gehirn braucht für eine reibungslose Arbeit zusätzlich besonders dringend Eiweiß. Eiweiß besteht aus vielen kleinen Bausteinen, den sogenannten Aminosäuren. Zum Teil können diese Aminosäuren von unserem Körper selber produziert werden. Einige Aminosäuren können aber nicht vom Körper hergestellt werden, sondern müssen mit der Nahrung aufgenommen werden. Die Aminosäuren sind das Baumaterial für die Botenstoffe. Insbesondere wenn wir unter großer Stressbelastung stehen und unsere Ernährung vernachlässigen, kann das fatale Folgen haben. Dann kann es passieren, dass wir uns bei einer wichtigen Kalkulation verrechnen, dass wir Termine vergessen oder dass wir unseren Kaffeebecher mit dem Telefonhörer verwechseln. Unser Körper schreit förmlich nach eiweißreicher Nahrung, um aus den Aminosäuren neue und gerade jetzt so wichtige Botenstoffe bilden zu können.

Passiert es Ihnen häufig, dass Sie vergessen, was Sie erledigen wollten oder dass Sie sich unbedingt an etwas erinnern wollten und nun absolut nicht mehr wissen, an was genau? Dann kann es sein, dass Sie einen Acetylcholin-Mangel haben, das ist der bedeutendste Botenstoff für Lernen und Erinnern. Er schärft unser Gedächtnis und hilft unserer Konzentration auf die Sprünge. Ohne diesen cleveren Boten könnten wir uns die vielen alltäglichen Dinge nicht merken, die wir brauchen, um in Beruf und Alltag zu bestehen. Sojaprodukte, Gemüse, Nüsse, Eigelb, Getreide und magere Fleischsorten liefern die erforderlichen Baustoffe.

Aus der Aminosäure Tyrosin beispielsweise baut der Körper die Kraft-Botenstoffe Dopamin, Noradrenalin und Adrenalin. Wir werden wach, aktiv und sind motiviert. Wir können unsere Aufmerksamkeit voll und ganz auf herausfordernde Aufgaben lenken und sie mit Kreativität bewältigen. Gute Lieferanten sind Hülsenfrüchte, fettreduzierte Milch und Milchprodukte sowie ganz besonders auch Fisch.

Die Aminosäure Tryptophan ist Ausgangssubstanz für die Botenstoffe Serotonin und Melatonin. Das sind die wichtigsten Botenstoffe für Gelassenheit, Wohlbefinden, gute Laune, Konzentration und erholsamen Schlaf. Magerer Käse, Walnüsse, Erdnüsse, Cashewkerne, Sojabohnen, Haferflocken, Weizen, Ei, Fisch und Linsen sind beispielsweise sehr gute Lieferanten für Tryptophan.[8]

Anders als Sie vielleicht vermuten, ist auch Fett wichtig. Fett erfüllt wichtige Funktionen für das Gehirn. Es kommt allerdings darauf an, die »richtigen« Fette aufzunehmen.

Ungünstig sind die sogenannten gesättigten Fettsäuren, die in tierischen Lebensmitteln und Kokosfett vorkommen. Sie greifen die Zellen an und behindern den Nährstofftransport. Besonders gefährlich sind die bei zu starker Erhitzung von Ölen und Fett entstehenden Transfettsäuren. Transfette können in Pommes frites, Hamburgern, Croissants, Donuts und in vielen Backwaren vorhanden sein.

Omega-3-Fettsäuren, die in fetten Fischsorten (Lachs, Makrele, Hering, Thunfisch) vorkommen, sorgen dagegen für anhaltende Fitness im Kopf. Bereits im Mutterleib beeinflussen sie die Entwicklung der Intelligenz und sind unerlässlich für eine gesunde Gehirnentwicklung bei Kindern. Sie zählen zu den sogenannten mehrfach ungesättigten Fettsäuren. Sie sind wichtig für einen reibungslosen Informationsfluss im Gehirn, helfen Durchblutungsstörungen des Gehirns zu vermeiden und schützen die Gefäße. Wer keinen Fisch mag oder eine insbesondere bei Thunfisch zum Teil auftretende hohe Quecksilberbelastung vermeiden will, der kann Leinöl, Rapsöl, Sojaöl oder

Walnussöl verwenden oder auf Produkte achten, die mit Omega-3-Fettsäuren angereichert sind. Gute Lieferanten für ungesättigte Fettsäuren sind auch pflanzliche Öle wie zum Beispiel Erdnussöl, Maiskeimöl, Traubenkernöl, Distelöl oder Olivenöl. Achten Sie beim Einkauf auf erstklassige Qualität. So entfaltet sich die positive Wirkung bestmöglich. Außerdem kommen Sie in den Genuss eines fantastischen Geschmackserlebnisses.[9]

Vitamine sind lebensnotwendige Nahrungsbestandteile, die mit Ausnahme des Vitamin D nicht vom Körper selbst gebildet werden können. Eine unzureichende Zufuhr von außen führt unmittelbar zu Mangelerscheinungen. Besonders wichtig ist die Gruppe der B-Vitamine. Sie sind wahre Powerpakete fürs Gehirn. Besonders wichtig ist das Vitamin B1 (Thiamin). Es hilft, Zucker in Energie für die Nervenzellen umzuwandeln. Bereits ein geringes Defizit führt zu Müdigkeit, depressiven Verstimmungen, Konzentrationsschwäche und Gedächtnisproblemen. Einseitiger Fast-Food-Konsum kann schnell einen Mangel herbeiführen. Besonders reich an Vitamin B1 sind Vollkornprodukte, mageres Schweinefleisch, Weizenkeime, Hülsenfrüchte und Kerne (zum Beispiel Sonnenblumenkerne oder Kürbiskerne).

Vitamin B6 (Pyridoxin) steuert den Eiweiß-Stoffwechsel und hilft tatkräftig bei der Herstellung der Botenstoffe. Es beruhigt und trägt zu gesundem Schlaf bei. Der wiederum ist wichtig für die in der Nacht ablaufenden Konsolidierungsprozesse im Gehirn (mehr dazu ab Seite 65). Gute Quellen sind Lachs, Huhn, mageres Schweinefleisch, Weizenkeime, Kartoffeln und Vollkorngetreide.

Vitamin B9 (Folsäure) gilt als Konzentrationsvitamin. Es unterstützt die Bildung der roten Blutkörperchen, die die Sauerstoffversorgung des Gehirns positiv beeinflussen. Eine Unterversorgung mit Folsäure kann Depressionen und zum Teil schwere Gedächtnisstörungen verursachen. Gute Lieferanten sind Salate, Tomaten, Gurke, Getreide, Spargel, dunkelgrünes Blattgemüse, Hefe, Vollkornbrot und Schweineleber.

Vitamin B12 (Cobalamin) sorgt dafür, dass die Nervenfasern von einer ihre Struktur schützenden Schicht, der Myelinschicht, umgeben sind. Gleichzeitig ist es an der Blutbildung beteiligt. Es findet sich vor allen Dingen in tierischen Produkten wie Schweinefleisch, Leber, Fisch, Eier und Milchprodukte. Veganer kommen leicht in eine Mangelsituation.

Für die Versorgung mit den B-Vitaminen äußerst hilfreich ist Bierhefe. Jeden Tag einen Teelöffel in ein Glas Frucht- oder Gemüsesaft eingerührt, trägt zur Vorbeugung von Mangelerscheinungen bei.

Vitamin C ist das wichtigste Vitamin zur Stärkung unseres Abwehrsystems. Es hilft beim Abbau von Schadstoffen und unterstützt die Herstellung der Botenstoffe. Frisches Obst, Gemüse, Zitrusfrüchte, Sanddorn und Petersilie sind die Hauptlieferanten. Vitamin E als Partner von Vitamin C unterstützt in besonderem Maße den Abbau freier Radikale und sorgt dadurch für ausreichenden Schutz der Zellen. Weizenkeimöl, Olivenöl und Sonnenblumenöl, Karotten, Nüsse und Kopfsalat sind hervorragend für eine gute Vitamin-E-Versorgung. Vitamin A wird am besten in seiner Vorstufe, dem Beta-Karotin, aufgenommen. Hieraus kann der Körper genau so viel Vitamin A herstellen, wie er braucht. Zusammen mit Vitamin C und Vitamin E schützt es bestens vor freien Radikalen, hält die Haut gesund und unterstützt gutes Sehen. Es kommt in Petersilie, Spinat, Brokkoli, Käse, Minze, Aprikosen und Melonen vor.[10]

Spurenelemente und Mineralstoffe (Kalzium, Eisen, Zink, Jod, Natrium, Magnesium, Phosphor, Kupfer, Bor) sind lebensnotwendig, müssen mit der Nahrung zugeführt werden und fördern die Leistung des Gehirns. Kalzium beispielsweise ist an der Bildung des für Lernen und Gedächtnis so wichtigen Botenstoffs Acetycholin beteiligt. Wir können es leicht über unsere Nahrung durch Käse und Milchprodukte aufnehmen. Magnesium in ausreichender Menge zu bekommen ist ungleich schwieriger. Ganz besonders wenn Sie unter andauerndem starkem Stress leiden, brauchen Sie meist zusätzliche Gaben, um nicht in eine Mangelsituation zu geraten. Auch regelmäßiger Konsum von Alkohol frisst Magnesium förmlich auf. Eine Flasche Wein vernichtet den Magnesium-Bedarf für zwei Tage. Nüsse, Vollkorngetreide, Weizenkeime und magnesiumhaltiges Mineralwasser auf dem Speiseplan helfen für eine gute Versorgung.

Zink ist ein Spurenelement, das an der Herstellung von Serotonin beteiligt ist und damit unseren Wach-Schlaf-Rhythmus regelt. Quellen sind Vollkorngetreide, Soja, Linsen, Käse, Mohn, Sesam, Fisch und Kartoffeln sowie Austern.

Die Aufnahme von Eisen und Chlorophyll ist besonders wichtig für den optimalen Sauerstofftransport. Ein Mangel führt zu Müdigkeit, Konzentrationsschwäche, Merkstörungen und zu Lernstörungen. Wichtige Lieferanten sind: rotes Fleisch, Kürbiskerne, Sesam, Sojamehl, Pinienkerne, Weizenkeime, Hafer, Kräuter, Hefe, Linsen, weiße Bohnen, Brunnenkresse, Oliven, Algen und Mohn. Besonders gut wird Eisen aufgenommen, wenn gleichzeitig Vitamin C zugeführt wird.[11]

Praktische Tipps für eine gehirngerechte Ernährung

- Essen Sie regelmäßig alle zwei bis drei Stunden fünf bis sieben Mahlzeiten und gesunde Snacks täglich.
- Essen Sie abwechslungsreich und vermeiden Sie Fast-Food-Produkte und Fertiggerichte.
- Frühstücken Sie ausgiebig und achten Sie darauf, dass das Frühstück einen Vollkorn-, einen Eiweiß- und einen Fruchtanteil hat.
- Achten Sie auf gesunde Pausensnacks. Obst, Käse, Joghurt, Nüsse oder Trockenobst sind ideal, um neue Energie aufzubauen.
- Nehmen Sie spätestens drei Stunden vor dem Schlafengehen die letzte Mahlzeit ein.
- Achten Sie auf die richtige Zusammensetzung Ihrer Nahrung. Komplexe Kohlenhydrate sorgen für anhaltende Energie. Sie sind enthalten in: Vollkornprodukten, Müsli, frischem Gemüse und Obst, Hülsenfrüchten, Soja und Nüssen.
- Achten Sie auf eine ausreichende Zufuhr von Eiweiß durch Käse, ungesalzene Erdnüsse, Fisch, magere Fleischsorten, Eier, Milchprodukte, Sesam, Linsen, Haferflocken, Weizen und Naturreis.
- Verwenden Sie Fett, das reich an mehrfach ungesättigten Fettsäuren ist. Ideal sind Fisch (besonders Makrele, Thunfisch, Hering und Lachs), Leinöl, Rapsöl, Soja- und Walnussöl, Erdnussöl, Traubenkernöl und Olivenöl.
- Essen Sie fünfmal am Tag eine Handvoll Obst oder Gemüse, am besten roh oder nur leicht gedünstet. Nehmen Sie Obst und Gemüse der Saison und aus heimischem Anbau.
- Achten Sie auf eine ausreichende Versorgung mit Vitamin B1. Erdnüsse, Gemüse, Hefe, Milch, Vollkorn-

getreide, Weizenkleie, Sonnenblumenkerne, Hülsenfrüchte sind gute Lieferanten.

- Nehmen Sie ausreichend Eisen zu sich. Eisen ist enthalten in Keimen und Kernen, grünen Pflanzen, Kräutern,
Hefe, Sojabohnen, Oliven, Algen, roten Fleischsorten.

- Verwenden Sie Produkte aus Bio-Anbau und Bio-Auf-
zucht. Sie enthalten mehr Nährstoffe und sind weniger
belastet mit Schwermetallen. Beim Anbau wird auf die
Anwendung von Pestiziden verzichtet. Pökelsalz wird
nicht eingesetzt. Antibiotika und Hormone dürfen
nicht verwendet werden.

- Vermeiden Sie längere Lagerzeiten sowie starkes Erhit-
zen und Wässern.

- Trinken Sie ausreichend, etwa 2 bis 3 Liter täglich. Ideal
sind Wasser, Kräuter- und Früchtetee sowie ungesüßte
Schorle.

- Kaffee ist gut für die Konzentration, vorausgesetzt andere körperliche Einschränkungen sprechen nicht dagegen.

- Trinken Sie Alkohol nur in Maßen und nur dann, wenn
Sie keine geistig anspruchsvolle Leistung erbringen
wollen.

- Essen Sie Süßes nur ab und zu und in geringen Mengen.
Dunkle Schokolade kann als Stimmungsaufheller die-
nen.

- Nehmen Sie sich ausreichend Zeit zum Essen und genießen Sie die Mahlzeiten in geselliger Runde.

Der ewige Kampf mit dem Säbelzahntiger
Stress und seine Wirkung auf das Gehirn

Anspannung oder Aufregung können durchaus positiv wirken und uns zu besserer geistiger Leistung helfen. Viele Schauspieler berichten davon, dass sie ein gewisses Maß an Lampenfieber brauchen, um Höchstleistungen ihres schauspielerischen Könnens zeigen zu können. Ich selbst kann immer dann besonders gut und effektiv arbeiten, wenn ich ein erträgliches Maß an Anspannung erlebe. Ideal ist gerade so viel, dass ich mich dadurch hellwach fühle und Energie und Tatendrang spüre. Aufregende Ereignisse, die uns gleichzeitig emotional stark berühren, stärken in besonderem Maß unser Erinnerungsvermögen. Jeder von uns kann sich detailliert an solche Ereignisse erinnern, auch wenn sie schon sehr lange zurückliegen.

Anspannung und Aufregung können aber unsere Leistung ebenso mindern und zu Denkblockaden oder Gedächtnisproblemen führen. Immer dann, wenn wir übererregt oder gar panisch sind, ist die geistige Leistungsfähigkeit stark eingeschränkt oder gar nicht möglich. So hat beispielsweise eine meiner Freundinnen ihr Studium nach einigen Semestern abgebrochen, weil sie in Prüfungssituationen regelmäßig versagt hat. Sie war jedes Mal derartig stark aufgeregt, dass sie trotz guter Vorbereitung dem für sie damit verbundenen Stress nicht gewachsen war und manchmal sogar einen völligen geistigen Blackout erlebt hat. In ähnlicher Weise ergeht es Schauspielern mit unerträglich starkem Lampenfieber. Es kann ihnen passieren, dass sie auf der Bühne stehen und plötzlich ihren Text vergessen haben.

Es gibt einen Zusammenhang zwischen unserer emotionalen Erregung, dem Ausmaß an Anspannung und Aufgeregtheit und unserer geistigen Leistungsfähigkeit. Moderate Belastungen mit einem geringen Maß an Erregung sind offenbar hilfreich für unser Denkvermögen, wogegen zu viel Anspannung und Aufregung uns geistig beeinträchtigen können.[1] Stress, wie wir ihn tagtäglich erleben, kann negativ auf unsere mentale Gesundheit und Leistungskraft wirken. Warum ist das so und was ist Stress eigentlich?

Stress hat viele Gesichter und wird individuell sehr unterschiedlich erlebt. Was der eine Mensch als belastend empfindet, ist für einen anderen Menschen möglicherweise überhaupt nicht belastend. Erst eine Situation, die wir als bedrohlich empfinden und die wir gleichzeitig nicht glauben bewältigen zu können, erleben wir als Stress. Haben wir Zutrauen in unsere eigenen Bewältigungsfähigkeiten, so wird die Situation von uns als herausfordernd in einem positiven Sinn erlebt. Eine individuell verschiedene genetische Basis sowie unterschiedliche Entwicklungswege und Erfahrungen im bisherigen Lebensverlauf prägen unsere Stresstoleranz. Sie bestimmen, wie wir Ereignisse erleben, bewerten und beurteilen.[2]

Stress kann auch so etwas wie die Würze des Lebens sein. Ein leidenschaftlicher Kuss ruft zum Beispiel dieselben körperlichen Reaktionen hervor, wie eine extreme Gefahrensituation im Straßenverkehr, ist also genauso aufregend. Der Herzschlag erhöht sich, der Blutdruck steigt, die Atmung geht schneller, wir schwitzen vielleicht stärker und fangen möglicherweise an zu zittern. Im einen

Fall erleben wir eine stimulierende Aufgeregtheit und im anderen Fall erleben wir dagegen bedrohliche Angst.

Körper und Geist sind gleichermaßen betroffen und in Stressprozesse involviert. Sowohl unser Gehirn als auch unser Körper können bei übermäßiger und andauernder Stressbelastung deutlichen Schaden nehmen. Warum ist das so? Unser Gehirn ruft in Stresssituationen auch heute noch genau dasselbe biologische Programm ab, wie zu Beginn unserer Entwicklungsgeschichte, als wir noch mit dem berühmten Säbelzahntiger kämpfen oder vor ihm fliehen mussten. Der Körper produziert vermehrt Stresshormone. Der Herzschlag beschleunigt sich. Die Atmung wird schneller und der Blutdruck steigt. Das Herz und die Muskeln werden verstärkt mit Glukose und Sauerstoff versorgt. Fett wird in Energie umgewandelt. Das alles geschieht, damit wir all unsere körperlichen Kräfte für schnelle Körperreaktionen nutzen können. Unsere Konzentration liegt voll und ganz auf der momentanen Situation. Aufmerksamkeit und Wahrnehmungsfähigkeit sind nur hierfür geschärft. Wir entwickeln einen sogenannten Tunnelblick, der unser Wahrnehmungsfeld stark einengt.[3]

Im Unterschied zu früher passen diese Reaktionen aber heute nicht mehr. Wir müssen glücklicherweise nicht mehr um unser Leben rennen. Der Säbelzahntiger erscheint uns bestenfalls noch in Büchern oder Geschichten. Angst müssen wir vor ihm nicht mehr haben. Heute sind wir ganz anderen Bedrohungen und Belastungen ausgesetzt. Stress ist nur noch selten ein akutes, momentanes und zeitlich begrenztes Phänomen. Stress ist vielmehr allgegenwärtig und andauernd. Immer mehr Menschen leiden unter chronischem Stress. Die Frage »Wie geht es dir?« wird sehr häufig mit »Ich bin total im Stress!« beantwortet. Gesundheitsorganisationen warnen vor einem extremen Anstieg stressbedingter Erkrankungen. Burn-

out zählt dazu und ist mittlerweile von den Kranken-
kassen als Erkrankung anerkannt; ein Burnout gilt als Er-
gebnis einer ständig zu hohen Belastung.

Stress kann durch unterschiedliche kritische Lebens-
ereignisse hervorgerufen werden. Dazu zählt unter anderen eine Scheidung oder Trennung vom Lebenspartner,
der Tod eines nahestehenden Menschen, die dauerhafte
Pflege schwer pflegebedürftiger Angehöriger, der Arbeits-
platzverlust oder die Angst vor dem Verlust, finanzielle
Probleme und existenzielle Sorgen und Nöte sowie eine
andauernd zu hohe Arbeitsbelastung. Im Unterschied
zum Säbelzahntiger, der schnell bekämpft werden musste,
wirken diese Ereignisse alle mehr oder weniger lange und
andauernd auf uns ein. Nach einer Trennung oder dem
Verlust eines lieben Menschen können wir nicht einfach
zur Tagesordnung übergehen. Oft braucht es sehr lange
Zeit, bis wir ein solches Ereignis verarbeitet haben,
manchmal gelingt es uns gar nicht. Eine aufopfernde und
liebevolle Pflege zehrt an unseren Kräften, auch wenn wir
es gerne und mit Überzeugung tun. Ein neuer Arbeitsplatz lässt sich nicht immer leicht finden, insbesondere
wenn wir zu den älteren Semestern gehören. Die damit
einhergehenden finanziellen Probleme bereiten mehr als
eine schlaflose Nacht, vor allem wenn Familien mit Kindern betroffen sind. Die nervlichen Belastungen durch andauernden Druck im Arbeitsleben können wir abends
nicht einfach zur Seite legen. Sie wirken weiter und oft
genug machen wir uns dann auch noch in der Freizeit zusätzlichen Stress. Kampf oder Flucht helfen nicht. Auch
wenn unser Chef uns manchmal wie ein Säbelzahntiger erscheint, können wir nicht mit ihm kämpfen oder vor ihm
fliehen. Dennoch laufen in unserem Körper in all diesen
Stresssituationen immer noch die gleichen Prozesse wie in
der Begegnung mit dem Tiger ab. Erleben wir allerdings

jeden Tag wie einen Notfall, wie einen Überlebenskampf mit dem Tiger, zahlen wir auf Dauer einen hohen Preis. Davon betroffen ist ganz besonders auch unser Gehirn.[4]

Über unser vegetatives Nervensystem werden lebenswichtige Körperfunktionen wie Herzschlag, Blutdruck, Atmung, Verdauung und Stoffwechsel aufrecht gehalten. Es besteht aus zwei Teilen, dem sympathischen und dem parasympathischen Nervensystem. Das sympathische Nervensystem dient dazu, Aktivität vorzubereiten und die dafür benötigte Energie bereitzustellen. In Stresssituationen werden die Stresshormone Adrenalin und Cortisol ausgeschüttet. Der Körper wird auf Widerstand vorbereitet. Unter normalen Umständen, wenn der Stress zeitlich begrenzt auftritt, wenn der Säbelzahntiger sozusagen nach kurzer Zeit besiegt ist, schaltet sich der zweite Teil des vegetativen Nervensystems, das parasympathische Nervensystem ein. Seine Aufgabe ist die Wiederherstellung eines inneren Gleichgewichts. Die Produktion der Stresshormone wird eingestellt. Herzschlag, Atmung und Blutdruck regulieren sich und kehren zum Normalniveau zurück. Ein gesunder Umgang mit den Herausforderungen des Lebens ist geprägt durch diesen Wechsel zwischen Anspannung und Entspannung. Der Körper findet nach erfolgreicher Bewältigung der Belastungssituation zu einem ausgeglichenen Zustand zurück, ähnlich einem Pendel, das nach extremen Ausschlägen zu einem gleichmäßigen Rhythmus zurückkehrt. Wir regenerieren nur von der Anstrengung und nehmen keinen Schaden.[5]

Ein persönliches Beispiel soll diese gesunden Anpassungsprozesse erläutern. Ich kann mich genau an mein erstes von mir durchgeführtes Seminar erinnern. Ich war gut vorbereitet, aber innerlich extrem aufgeregt. Ich malte mir alle negativen Verlaufsmöglichkeiten bis hin zu meinem völligen Versagen lebhaft vor meinem geistigen Auge aus. In der Situation hatte ich entsprechend ein äußerst hohes Stressniveau. Mein Körper war vermutlich überschwemmt mit Stresshormonen. Glücklicherweise kehrte sich die anfängliche Aufgeregtheit bereits nach den ersten Minuten des Seminars schnell in eine ruhige und konzentrierte Vorgehensweise um. Der Blackout blieb aus und ich konnte die Erfahrung machen, dass ich eine schwierige Situation erfolgreich bewältigt hatte. Mein Körper schaltete wieder auf Normalbetrieb um und ich ging voller Stolz und mit einer Menge Glückshormonen im Körper nach Hause. Beim nächsten Seminar war meine Aufregung schon deutlich geringer. Mit der Zeit und nach Durchführung weiterer Seminare wurde ich immer sicherer und die Stressreaktionen blieben schließlich aus. Übrig geblieben ist bis heute ein durchaus positiv stimulierendes Maß an Aufgeregtheit, das mir hilft, meine Konzentration über die komplette Dauer einer Veranstaltung aufrecht zu halten und mein Bestes zu geben. Mein Körper hat seine Stabilität durch geeignete Anpassungs- und Änderungsprozesse zurückerobert.

Gelingt dieser Anpassungsprozess nicht, weil eine andauernd hohe Stressbelastung keine Phasen der Regeneration ermöglicht, so werden Körper und Geist permanent mit Stresshormonen überschüttet. Ein erhöhter Herzschlag, erhöhter Blutdruck und eine schnellere Atmung bleiben bestehen. Der Körper befindet sich ständig im Alarmzustand. Auf Dauer sind Schäden des Herz-Kreislaufsystems und des Immunsystems vorprogrammiert.[6] Betroffen ist auch das Gehirn und dort speziell der Hippocampus. Das ist ein Hirnareal, das unsere Gedächtnisprozesse steuert. Der Hippocampus nimmt die momentan aktuellen Informationen auf, unterstützt ihre Speicherung in den dafür vorgesehenen Regionen und ruft sie bei Be-

darf auch von dort wieder ab. Andauernder chronischer
Stress führt speziell in dieser Hirnregion zu Veränderungen und Schädigungen. Insbesondere ein ständig erhöhter
Cortisolspiegel, wie er bei lange währenden Belastungen
auftritt, beeinträchtigt die hier befindlichen Neuronen in
ihrer Funktionsfähigkeit. Sie schrumpfen und verändern
ihre Form. Die Verästelungen und Synapsen an den Spit-
zen der Dendriten (siehe Seite 13) werden weniger. Die
Neuronen arbeiten schlechter als zuvor. Darunter leidet
das gesamte neuronale Netzwerk. Es wird dünner. Der
Abruf von Informationen wird langsamer und schwieriger. Damit aber noch nicht genug. Auch die Neubildung
von Neuronen wird eingeschränkt beziehungsweise bei
anhaltender Belastung sogar eingestellt. Der natürliche
Zellabbau wird nicht mehr durch neue Zellen ersetzt,
Schäden werden nicht repariert. Die letzte und bedroh-
lichste Stufe der stressbasierten Veränderungen ist die Zerstörung vorhandener Neuronen. Diese Schäden sind glücklicherweise reversibel, wenn der Stress beseitigt werden
kann. Hält der Stress aber zu lange an und/oder ist er zu
intensiv, so lassen sich irgendwann die eingetretenen Schäden nicht mehr beheben. Menschen, die unter chronisch
anhaltendem Stress leiden, zeigen deshalb deutliche Defizite insbesondere in den Merkleistungen.[7]

Diese Auswirkungen von Stress sind dramatisch für die
Bewältigung der Anforderungen in Schule, Beruf und Alltag. Besonders beeinträchtigt ist die Fähigkeit, neue Informationen abzuspeichern. Auf Erfahrungswissen können
wir dagegen noch recht gut zurückgreifen. Auch unsere
motorischen Fähigkeiten bleiben unter Stress weitestge-
hend erhalten. Die hierfür zuständigen Hirnregionen werden von Stress nicht beeinträchtigt. Ansonsten hätten wir
nicht vor dem Säbelzahntiger weglaufen können. In heuti-

gen Stresssituationen nützt uns die Fähigkeit, schnell weglaufen zu können, aber wenig. Wir müssen in belastenden
Situationen an Ort und Stelle neue Informationen schnell
verarbeiten. Wir müssen sie strategisch organisieren und
für die Lösung neuartiger Probleme heranziehen. Genau
diese Fähigkeiten werden jedoch durch Stress stark beeinträchtigt. Kreativität, Flexibilität und innovatives Denken
sind nicht mehr oder nur noch sehr eingeschränkt möglich. Wir machen vermehrt Fehler und bleiben in der
Qualität unserer Leistung weit unter unseren Möglichkeiten. Grund genug, etwas zu tun, um die alltägliche Stressbelastung zu reduzieren.

Oft können wir die Faktoren, die Stress bei uns auslösen,
nicht beseitigen. Wir müssen geeignete Wege finden, wie
wir so damit umgehen, dass wir unsere Gesundheit und
unsere geistige Leistungskraft schützen und erhalten. Unsere Gedankenwelt hat dabei einen entscheidenden Einfluss auf die Ausprägung und das Ausmaß unserer tatsäch-
lichen Stressbelastung. Eine optimistische Grundhaltung
verbunden mit dem Gefühl, die Situation selber beeinflussen und steuern zu können, befähigt uns, die Herausforderungen des Lebens zu bewältigen.[8] Wenn Sie zu den stress-
geplagten Menschen gehören, ist es deshalb hilfreich, über
die eigene innere Haltung zu den Belastungen nachzudenken, sie zu überprüfen und zu versuchen, sie zu verändern.
Oft verharren wir in negativen Gedankenmustern und
üben uns im lebhaften Ausmalen von nahenden Katastrophen. Ein Beispiel: Anstatt zu sagen »Das schaffe ich nicht,
das geht bestimmt schief, das kann ich nicht …« ist es besser zu sagen »Es ist schwer, aber ich will es versuchen;
möglicherweise klappt es nicht, aber vielleicht habe ich ja
Glück; ich fühle mich gerade überfordert, aber ich will versuchen, mir die nötigen Kenntnisse anzueignen …«

Veränderte Gedanken verändern unser Verhalten und unsere Empfindungen. Das ist zwar leichter gesagt als getan und nicht einfach umzusetzen. Wenn wir die Stressbelastungen selbst aber nicht aus der Welt schaffen können, bleibt kein anderer Weg als unsere eigenen Mechanismen im Umgang mit ihnen zu verändern. Eingefahrene Denkmuster und Handlungsweisen infrage zu stellen, ist oft die einzige Möglichkeit, die wir haben, um uns Erleichterung zu verschaffen.[9]

Manchmal ist es auch hilfreich, die Unterstützung von anderen Menschen anzunehmen und zu akzeptieren. Wer glaubt, dass er alles selber besser kann, beraubt sich der erleichternden Möglichkeit, ein Stück von der täglichen Last abzugeben. Wenn wir delegieren können, im Vertrauen, dass ein anderer die Aufgaben ebenso gut erledigt wie wir selbst, schützen wir uns vor Überlastung. In diesem Zusammenhang können wir uns auch fragen, ob wir möglicherweise von einem übersteigerten Streben nach Perfektion geleitet sind. Nicht alles muss immer 150-prozentig sein. Weniger ist tatsächlich manchmal mehr.

Je mehr wir mit unseren Gedanken um Probleme und Belastungen kreisen, desto intensiver werden wir die negativen Auswirkungen erleben. Sinnvoller ist es, den Blick nach vorne auf mögliche Lösungen und Ansatzpunkte zur Bewältigung zu richten. Wir sind nicht passives Opfer, wir können zumindest zum Teil unsere Situation aktiv beeinflussen und gestalten. Anstatt darauf zu hoffen, dass andere sich ändern oder die Umstände sich bessern, ist es sinnvoll, unser eigenes Verhalten zu überprüfen und möglicherweise zu ändern. Nur dadurch können wir indirekt auch das Verhalten anderer Menschen beeinflussen.

Die durch Stress aufgestauten Energien lassen sich gut durch sportliche Betätigung abbauen. Powern Sie sich ruhig ab und zu einmal so richtig aus, so als ob Sie mit dem Säbelzahntiger kämpfen müssten. Aufgestaute und nicht benötigte Energien werden wieder abgebaut. Ganz nebenbei profitieren Sie von den positiven Effekten, die regelmäßige Bewegung auf unser Gehirn hat und die ab Seite 23 ausführlich beschrieben sind.

Zeiten der Regeneration gehören in jeden noch so angespannten Alltag. Nur der Wechsel von Anspannung und Entspannung ist auf Dauer gesund. Eine große Hilfe bei der Bewältigung von Stressbelastungen sind deshalb auch Entspannungstechniken. Es gibt sehr unterschiedliche Methoden. Der eine kommt mit Verfahren wie zum Beispiel dem autogenen Training oder der progressiven Muskelentspannung gut zurecht, für den anderen ist Meditation eine hilfreiche Komponente im Prozess der Stressbewältigung. Durch Ausprobieren können Sie herausfinden, was Ihnen guttut. Vieles deutet darauf hin, dass besonders Meditation auch unsere Aufmerksamkeit und unsere Konzentrationsfähigkeit verbessert und uns bei der Bewältigung unserer Anforderungen unterstützen kann.

Viele Menschen tun sich schwer zu erkennen, dass sie stark unter Stress leiden. Vielleicht können auch Sie nicht gut mit anderen darüber sprechen oder mögen nicht wahrhaben, dass Sie längst am Limit Ihrer Kräfte sind. Im ständigen Wettkampf um Höchstleistungen kann leicht auch das eigene Körpergefühl abhanden kommen. Sie bemerken die körpereigenen Warnsignale für Überlastung nicht oder erst, wenn es zu spät ist. Dass man seine Grenzen erreicht oder sogar überschritten hat, gleicht für manch einen auch einem Eingeständnis von Schwäche oder Versagen. Es kann helfen, die eigenen Ansprüche einer kritischen Prüfung zu unterziehen. Was ist mir wirklich wichtig? Was bedeutet Erfolg für mich? Was ist Glück für mich? Wann geht es mir wirklich gut? Nehmen Sie sich ab und an einen Moment des Innehaltens und denken Sie über diese Fragen nach.

Manchmal hilft es auch, mit anderen vertrauten Menschen über die eigenen Belastungen zu sprechen. Sie stellen vielleicht fest, dass auch andere in ähnlicher Weise betroffen sind. Das kann entlastend wirken.

Soziale Unterstützung durch Freunde, Familie oder organisierte Gruppen und Verbände ist bei Stress jedenfalls eine große Hilfe – mit oft nur ganz geringem Aufwand. Manchmal reicht es schon, wenn ein guter Freund einfach zuhört. Man fühlt sich ernst genommen und aufgefangen. Achten Sie deshalb auch in Ihrem persönlichen Umfeld auf Anzeichen von zu hoher Stressbelastung bei anderen Menschen. Schenken Sie diesen Menschen besondere Aufmerksamkeit und hören Sie ihnen zu.

Es gibt viele Ansätze zur besseren Bewältigung von Stress und damit zur Gesunderhaltung auch unseres Gehirns. Suchen Sie sich den Weg, der zu Ihnen passt. Achten Sie auf sich. Seien Sie gut zu sich. Ihr Gehirn und Ihr Körper werden es Ihnen danken. Die folgenden Tipps sind eine Ideensammlung. Wählen Sie einen oder zwei Punkte aus, die Ihnen besonders zusagen, und konzentrieren Sie sich zunächst nur darauf. Machen Sie sich keinen Stress mit der Bewältigung von Stress.

Praktische Tipps und Tricks für mehr Gelassenheit

- Schieben Sie belastende Situationen und Probleme nicht auf. Gehen Sie sie unmittelbar an.
- Richten Sie Ihren Fokus nicht auf Probleme, sondern auf Lösungen und Ziele.
- Nehmen Sie problematische Situationen und Entschei-

dungen nicht persönlich. Konzentrieren Sie sich auf eine objektive und sachliche Betrachtung, insbesondere im Geschäftsalltag.

- Setzen Sie Prioritäten und lernen Sie zu delegieren, wenn Ihr Arbeitspensum zu groß wird.
- Vermeiden Sie Perfektionismus. Lassen Sie »fünf auch mal gerade sein«.
- Planen Sie Ihren Tagesablauf.
- Seien Sie gut organisiert. Versuchen Sie pünktlich zu sein und vermeiden Sie Aktionen »auf den letzten Drücker«.
- Halten Sie Ordnung an Ihrem Arbeitsplatz.
- Reduzieren Sie Ablenkungen und Außengeräusche.
- Pflegen Sie Rituale im Alltag, zum Beispiel die regelmäßige Tasse Kaffee am Vormittag, den regelmäßigen Pausenspaziergang oder das allabendliche Lesen vor dem Schlafengehen.
- Vermeiden Sie Gedanken wie »Das schaffe ich nie!« oder »Das kann ich nicht!« Formulieren Sie Ihre Gedanken positiv und erfolgsorientiert.
- Leben Sie im Hier und Jetzt. Vermeiden Sie alle Gedanken, wie »Wenn ich erst mal … dann mache ich endlich.« Genießen Sie den Augenblick. Nur er ist real und verfügbar.
- Gehen Sie viel an die frische Luft. Atmen Sie dabei tief durch.
- Meiden Sie Koffein in akuten Stresssituationen.
- Treiben Sie Sport. Powern Sie sich dabei ruhig ab und zu richtig aus. Das baut Stresshormone ab.
- Erlernen Sie eine Entspannungsmethode wie autogenes Training, progressive Muskelentspannung oder Atementspannung.
- Probieren Sie aus, ob Ihnen Meditation hilft. Besuchen Sie einen Kursus unter fachkundiger Anleitung.

- Integrieren Sie kleine Auszeiten in Ihren Tagesablauf. Machen Sie zum Beispiel einen kleinen Spaziergang nach dem Mittagessen. Visualisieren Sie zwischendurch schöne Orte oder Erlebnisse vor Ihrem geistigen Auge (Kopf-Kino).

- Gönnen Sie sich Erholungsphasen. Genießen Sie dabei etwas für Sie Angenehmes.

- Stellen Sie sich ein schönes Foto oder Bild auf Ihren Schreibtisch.

- Richten Sie Ihr Augenmerk auf die schönen und positiven Erlebnisse und Begebenheiten. Führen Sie ein Tagebuch der positiven Erlebnisse und Erinnerungen und schreiben Sie jeden Abend drei bis vier positive Dinge, Erlebnisse, Eindrücke oder Erfahrungen auf.

- Pflegen Sie Kontakte. Kümmern Sie sich aktiv um Beziehungen zu Freunden und Familie.

- Gestalten Sie Ihre Freizeit aktiv und vielseitig mit einem Hobby, Sport und Unternehmungen mit Freunden und Bekannten.

- Nehmen Sie sich etwas Schönes vor. Planen Sie zum Beispiel einen Kurzurlaub oder einen Wochenendausflug.

- Trinken Sie warme Milch mit Honig vor dem Zubettgehen und legen Sie all Ihre Sorgen symbolisch gut verpackt vor die Tür Ihres Schlafzimmers. Sie werden am nächsten Morgen auch noch dort sein, obwohl Sie sich in der Nacht nicht darum gekümmert haben.

Schlau im Schlaf
Was in unserem Kopf passiert, wenn wir schlafen

Haben Sie heute Nacht gut und ausreichend geschlafen oder sind Sie vielleicht wieder einmal viel zu spät ins Bett gekommen, mussten aber früh aufstehen? Fühlten Sie sich heute Morgen ausgeschlafen oder fehlte Ihnen noch wichtiger Schlaf? Leben Sie nach dem Motto »Wer schläft, verpasst das halbe Leben«? Dann sind Sie mit dieser Auffassung nicht alleine. Schon Napoleon soll behauptet haben, ein Mann schlafe vier, eine Frau fünf und ein Idiot sechs Stunden. »Schlafen kann ich, wenn ich tot bin.« Das war die Devise des Filmemachers Rainer Werner Fassbinder. Er starb im Alter von 37 Jahren.

Immer mehr Menschen scheinen ähnlich zu denken. Der Wunsch, die aktive Zeit des Tages zu verlängern, ist weit verbreitet. Unsere globalisierte Rund-um-die-Uhr-Gesellschaft steht in Konfrontation zum natürlichen Wach-Schlaf-Rhythmus des Menschen. Viele Menschen nehmen regelmäßig Aufputschmittel, um immer länger arbeiten zu können. Für Jugendliche oder junge Erwachsene beginnt die Party am Wochenende oft erst nach Mitternacht und dauert bis in den frühen Morgen. Nicht wenige greifen sogar zu Tabletten, um den nächtlichen Partymarathon und stundenlanges Tanzen durchhalten zu können.

Die veränderten Lebensbedingungen haben dazu beigetragen, dass ein Erwachsener heute etwa 20 Prozent weniger schläft als noch vor hundert Jahren.[1]

Nahezu rund um die Uhr können wir einkaufen oder an Freizeitaktivitäten teilnehmen. Die Arbeitszeit dauert bei vielen Menschen bis in den späten Abend oder ist durch Schichtdienste in die Nacht gelegt. Das Internet mit seinen vielfältigen Angeboten verleitet uns dazu, bis spät am Abend oder gar bis in die Nacht am Computer zu sitzen. Nächtliche Kulturveranstaltungen locken auch abends oder nachts noch auf die Straße und in die Städte. Oft scheinen 24 Stunden nicht zu reichen, um die vielfältigen Angebote der heutigen Zeit zu nutzen.

Wie selbstverständlich wird von uns eine Verfügbarkeit fast rund um die Uhr erwartet. Telefonkonferenzen zu später Stunde oder schon morgens um 6 Uhr sind keine Seltenheit. Das über den gesamten Erdball und über alle Zeitzonen hinweg vernetzte Arbeiten scheint uns dazu zu zwingen. Der natürliche Wach-Schlaf-Rhythmus gerät immer mehr außer Kontrolle. Schlaf scheint vergeudete Zeit zu sein.

Der Preis für dieses Verhalten sind Schlafstörungen bei einem immer größeren Teil der Bevölkerung. Wir schlafen zu wenig und falsch. Der Konsum von Schlafmitteln steigt stetig. Neben den Beeinträchtigungen der Gesundheit bedeutet diese Entwicklung auch einen enormen zusätzlichen Kostenaufwand für durch Schlafmangel und Schlafstörungen verursachte Fehler und Schäden. So sind viele Katastrophen ursächlich auf Schlafmangel zurückgeführt worden. Beispielsweise der GAU von Tschernobyl, der Atomunfall von Three Mile Island und die Exxon-Valdez-Ölkatastrophe. Auch ein großer Teil aller Autounfälle wird durch Übermüdung am Steuer verursacht. Zwei Drittel aller Autounfälle passieren nachts zwischen zwei Uhr und vier Uhr.[2]

Das Gehirn ist das von Schlafstörungen ganz besonders betroffene Organ. Die Leistungsfähigkeit vieler Menschen ist durch permanenten Schlafmangel erheblich reduziert. Schon nach einer Nacht mit zu wenig Schlaf kommt es zu Beeinträchtigungen. Wenige Nächte mit nur vier Stunden Schlaf kommen einem Alkoholspiegel im Blut von 0,5 Promille gleich. Bereits eine Nacht ohne Schlaf schränkt unsere Reflexe derart ein, als hätten wir 0,8 Promille Alkohol im Blut.[3] Die geistige Leistungsfähigkeit geht zurück. Wahrnehmung und Erkenntnisfähigkeit leiden als Erstes, sagt der Pionier der Schlafforschung, William Dement von der Stanford University. Wir werden angespannt und reizbar und können uns nicht mehr gut konzentrieren.

Es ist schädlich, die Schlafenszeit auf wenige Stunden zu reduzieren – für einen selbst und unter Umständen auch für die Menschen im Umfeld. Ausreichender, guter und gesunder Schlaf ist für Körper und Geist von großer Bedeutung, ja sogar lebenserhaltend. Dauerhafter Schlafentzug kann zum Tod führen. Schlafmangel und Schlafentzug haben eine lange Tradition.

Schon die Naturvölker pflegten Rituale, mit dem Ziel, lange wach zu bleiben. Sie glaubten, dadurch eine höhere geistige und spirituelle Ebene zu erlangen. Im Mittelalter versuchte man durch erzwungene Schlaflosigkeit, Dämonen auszutreiben.

Schlafentzug wird seit Jahrhunderten auch als Methode eingesetzt, Menschen zu quälen und ihren Widerstand zu brechen. Bereits die Römer setzten die »Tormentum Vigille« ein, die Marter des Wachseins, um aus Gefangenen Informationen herauszupressen. Die Chinesen unterzogen während des Koreakriegs gefangene GIs einer Gehirnwäsche, bei der Schlafentzug eine wichtige Rolle spielte. In der Sowjetunion wurden Verdächtige vor Verhören

unter anderem mit Schlafentzug gequält. Alexander Sol-
schenizyn schreibt in »Archipel Gulag« darüber. Schlafentzug als Foltermethode fand und findet immer wieder
statt. Amnesty International berichtete über US-Soldaten,
die im Irak Gefangene durch Schlafentzug gefoltert haben.

Immer wieder haben Menschen auch freiwillig versucht,
Rekorde im Wachsein aufzustellen. Die meisten brachen
spätestens nach acht bis zehn Tagen ab. Tony Wright aus
Penzance in Großbritannien verbrachte im Mai 2007 die
bisher längste Zeit wach. Er hielt über elf Tage und
Nächte, insgesamt 266 Stunden, ohne Schlaf aus. Damit
hat er den 1964 aufgestellten Rekord des damals 17-jähri-
gen US-Amerikaners Randy Gardner gebrochen. Randy
Gardner war »nur« 264 Stunden lang wach. Tony Wrights
Anliegen war allerdings nicht das Aufstellen eines neuen
Rekords. Seine Leistung wurde auch nicht im Guinnes-
Buch der Rekorde aufgenommen. Das dauerhafte Aus-
halten von Schlaflosigkeit wird dort aufgrund der damit
verbundenen möglichen großen Risiken für die Gesundheit nicht mehr als Rekordleistung akzeptiert. Wright
wollte vielmehr zeigen, dass mit einer Ernährung, die der
unserer frühen Vorfahren ähnelt und die in erster Linie
aus Früchten, Salat und Gemüse, Samen und Nüssen besteht, gravierende Einbußen der geistigen Leistungskraft
durch Schlafdefizite vermieden werden können. Auch das
Schlafbedürfnis insgesamt ließe sich dadurch beeinflussen
und steuern, so seine Vermutung. Er geht davon aus, dass
heutige Lebens- und Ernährungsgewohnheiten zunehmend zu neuronalen Schädigungen führen. Erstaunlicher-
weise ging es ihm tatsächlich im Vergleich zu anderen
Menschen mit andauerndem Schlafentzug gut und er
überstand die Zeit im Wesentlichen ohne die in anderen
Fällen auftretenden gravierenden Beeinträchtigungen. Seine Theorie, dass eine Ernährungsweise ähnlich der unserer

Vorfahren helfen könnte, neuronale Schäden zu vermeiden, wird in Forscherkreisen dennoch sehr kontrovers diskutiert. Letztlich bleibt auch die Frage, inwieweit eine solche Ernährungsform in heutiger Zeit praktikabel ist. Ganz sicher hat Tony Wright aber einen Beitrag dazu geleistet, dass mehr als bisher über Lebensbedingungen und ihre Auswirkungen auf die Gehirnfunktionen nachgedacht wird und diesbezügliche Forschungen angeregt werden.[4]

Nahezu alle anderen Menschen, die versuchten, Rekorde im Wachsein aufzustellen, zeigten über die Dauer des Wachseins deutliche Defizite in der Konzentrationsfähigkeit, der Wahrnehmung, den Merkfunktionen und weiteren geistigen Fähigkeiten. Nach mehreren Tagen mit Schlafentzug traten bei den Teilnehmern sogar Halluzinationen, Schwindel und zum Teil schwere depressive Veränderungen der Stimmungslage auf. Glücklicherweise gelang es ihnen, nach ein bis zwei Nächten erholsamen Schlafs, sich wieder ohne bleibende Schäden zu regenerieren. Ein noch längerer Schlafentzug hätte allerdings gravierende und dauerhafte gesundheitliche Schäden oder gar den Tod bringen können.[5]

»Gebt den Leuten mehr Schlaf und sie werden wacher sein, wenn sie wach sind«, lautete Kurt Tucholskys Devise, die wir angesichts der Erkenntnisse der Schlafforschung unbedingt befolgen sollten. Dabei müssen wir es ja nicht gleich wie Albert Einstein halten. Er schlief angeblich täglich 14 Stunden.

Was passiert im Schlaf in unserem Gehirn? Welche wichtigen Funktionen übernimmt der Schlaf?

Im Schlaf schaltet unser Gehirn nicht ab. Es muss auch in der Nacht, wenn wir schlafen, die Regulierung von Atmung, Herzschlag, Verdauung, Körpertemperatur und

Immunsystem steuern. Beobachtungen in Schlaflabors
zeigen, dass auch im Schlaf die verschiedenen Areale des
Gehirns unterschiedlich aktiv sind. Die Hirnströme eines
Schlafenden ähneln in bestimmten Phasen den Hirnströ-
men im Wachzustand. Lange Zeit wurde geglaubt, dass
wir im Schlaf in tiefe Bewusstlosigkeit verfallen. Daher
rühren Redewendungen wie beispielsweise: »Der Schlaf
ist des Todes kleiner Bruder«. Heute weiß man, dass
Schlafen ein sehr aktiver Prozess ist. Das Gehirn ist rund
um die Uhr, auch nachts, im Einsatz. Es ruht nicht, wenn
wir schlafen.[6]

Im Schlaf werden äußerst wichtige Aufgaben erfüllt.
Die über Tag verbrauchte Energie muss wieder aufgebaut
werden. Die im Wachzustand benötigte Energie ließe sich
nicht für 24 Stunden aufrecht halten. Deshalb schalten wir
im Schlaf einen Gang herunter. Die Körpertemperatur
sinkt. Ein türkisches Sprichwort beschreibt das sehr
schön: »Auf den Schlafenden schneit es immer.« Wir brauchen, außer in heißen Sommernächten, immer eine ku-
schelig warme Decke, um gut schlafen zu können. Der
Herzschlag wird ruhiger, die Atmung langsamer und der
Blutdruck sinkt. Im Schlaf arbeitet unser Immunsystem
intensiver. Schäden an den Zellen werden repariert. Das
erklärt auch das in aller Regel erhöhte Schlafbedürfnis bei
Krankheit. Auch die Förderung und Unterstützung von
Wachstumsprozessen bei Kindern und Jugendlichen findet besonders in der Nacht statt.

Aber auch Erinnerungen an während des Tages neu auf-
genommene Informationen werden in der Nacht abgespeichert und verfestigt. Das Gehirn wiederholt dann, was
es tags zuvor gelernt hat, um es sich besser einzuprägen.
Erfahrungen aus der wachen Zeit werden neu strukturiert
und an bereits im Langzeitgedächtnis gespeicherte Informationen geknüpft. Das Gehirn sortiert im Schlaf Inhalte

aus, die für uns nicht wichtig sind. Die Besonderheit von Informationen wird abgewogen. Nur die für uns relevanten Informationen bleiben erhalten.

Wer ausgeschlafen ist, der kann besser denken. Freiwillige Testpersonen konnten unterschiedliche Arten von kreativen Problemlöseaufgaben nach einer Schlafperiode deutlich besser lösen als nach einer entsprechend langen Wachperiode. Das immer wieder zitierte Buch unter dem Kopfkissen reicht allerdings leider nicht aus, wenn wir uns beispielsweise auf eine Prüfung vorbereiten wollen. Die bessere Leistung nach einem erholsamen Schlaf tritt natürlich nur dann ein, wenn wir uns vorher mit der Thematik ausreichend intensiv beschäftigt haben. Die neuen neuronalen Verknüpfungen müssen grundsätzlich vorab im Wachzustand angelegt werden. Nur dann können sie sich im Schlaf verfestigen. Ein wenig Mühe müssen wir uns also schon noch geben beim Lernen von Neuem.[7]

Guter und ausreichender Schlaf hilft uns enorm beim Denken und Lernen. Im Schlaf können diese Prozesse ohne Störungen und Eindrücke aus der Umwelt ablaufen. Das Gehirn muss nicht gleichzeitig ständig neue Informationen aufnehmen und verarbeiten. Freie Assoziationen sind leichter möglich. Zusätzliche Signale aus der realen Umwelt fehlen und beeinträchtigen den Organsimus nicht. Stellen Sie sich vor, Sie hätten einen freien Tag ohne Arbeit oder andere Verpflichtungen und Aufgaben. Sie könnten völlig ungestört und uneingeschränkt über Ihre Zeit verfügen und Ihre Aktivitäten frei planen und strukturieren. Niemand würde Ihnen von außen dazwischenfunken. Sie können sich voll und ganz auf die von Ihnen jetzt für erstrebenswert und wichtig erachteten Aktivitäten konzentrieren. Ein herrlicher Tag, nicht wahr? So ungefähr fühlt sich unser Gehirn im Schlaf. Endlich kann es in aller Ruhe die Dinge machen, die es für gut und wichtig hält, ganz ohne Störungen, Ablenkungen, Einschränkungen und Vorgaben.[8]

Qualitativ guter und erholsamer Schlaf ist gekennzeichnet durch zwei verschiedene Schlafphasen, die wir mehrmals in der Nacht etwa fünfmal im Wechsel durchlaufen. Die eine Phase ist der Tiefschlaf, auch Delta-Schlaf oder langwelliger Schlaf genannt. Die zweite Phase ist der Traumschlaf, auch REM-Phase (englisch: rapid eye movement) genannt.

Im Tiefschlaf treten die Delta-Wellen, das sind die langsamsten Hirnwellen, auf. Wird man in dieser Phase geweckt, so fühlt man sich völlig verschlafen und zum Teil ohne jede Orientierung über Raum, Zeit und momentane Situation. In dieser Schlafphase kann es zu Phänomenen wie Schlafwandeln und Sprechen im Schlaf kommen. Die über Nacht wiederholt auftretenden Tiefschlafphasen nehmen in Länge und Tiefe zum Morgen hin ab. Ältere Menschen erreichen oft insgesamt nicht mehr die maximal mögliche Tiefe dieses Schlafs.

Der REM-Schlaf oder Traumschlaf ist gekennzeichnet durch besonders intensives Träumen. Etwa 80 Prozent der Träume finden in dieser Phase statt. Der Name stammt von den nun auftretenden schnellen Augenbewegungen, während gleichzeitig alle Körpermuskeln maximal entspannt sind. Das Gehirn ist besser durchblutet und die Hirnströme ähneln denen im Wachzustand. Wegen der Gleichzeitigkeit von völliger Entspannung und Aktivität spricht man auch vom »paradoxen« Schlaf.[9]

Alle Menschen träumen häufig und viel, auch wenn wir uns vielfach nicht daran erinnern können. Wenn wir mitten in einer Traumphase geweckt werden, können wir noch Bruchstücke eines Traumes festhalten. Auch die Träume der letzten Phase kurz vor dem Aufwachen sind länger und intensiver: Deshalb können wir uns an diese häufig recht gut erinnern.

Träume sind wichtig für das Gehirn. Ihre genaue Funktion ist bis heute noch teilweise rätselhaft. Die Griechen und auch die Römer glaubten, dass sich in Träumen die Götter mit Botschaften offenbaren. Anfang des 20. Jahrhunderts vertrat der Psychoanalytiker Sigmund Freud die Auffassung, dass sich in Träumen unterdrückte Ängste zeigen und geheime Wünsche ausgelebt werden. Träume haben nach seiner Sicht eine reinigende und befreiende Wirkung. Heute herrscht die Meinung vor, dass Träume einen Bezug zu tagsüber erlebten Situationen haben und einen Beitrag dazu leisten, Erlebtes zu verarbeiten und Erfahrungen abzuspeichern. Die Redewendung: »Da muss ich erst mal drüber schlafen« drückt das gut aus.

Die Funktion der beiden Schlafphasen ist Gegenstand intensiver Forschungen. Lange Zeit glaubte man, dass insbesondere die REM-Phase für die im Schlaf so wichtigen geistigen Prozesse zuständig ist. Neuere Forschungen zeigen, dass gerade die Tiefschlafphase von überaus großer Wichtigkeit für die Verarbeitung der über Tag aufgenommenen Informationen ist. Das Gehirn zeigt im Tiefschlaf genau das gleiche Aktivitätsmuster wie bei einer Lernübung am Tag vorher. Im Tiefschlaf finden offenbar Verschiebearbeiten aus dem Kurzzeitgedächtnis in das Langzeitgedächtnis statt. Die über Tag kurzfristig festgehaltenen Daten, Informationen und Lerninhalte werden in die längerfristige Abspeicherung überführt. Die eher flüchtigen Erinnerungen, man spricht von der Gedächtnisspur, werden zu dauerhafter Erinnerung. Wird dieser Prozess zum Beispiel durch Schlafmangel oder viel zu leichten Schlaf gestört, so hat das weit reichende negative Folgen für unsere tägliche geistige Leistungsfähigkeit. Erst das erfolgreiche Überführen von kurzzeitig aufgenommenen Inhalten in längerfristig verfügbare Informationen macht entscheidungsorientiertes und erfahrungsbasiertes Denken sowie den Aufbau von Wissen und Erfahrung möglich. Der Tiefschlaf ist insofern bedeutend sowohl für den Aufbau von Faktenwissen als auch für das dauerhafte Festhalten von Erlebnissen, also für unsere persönliche Biografie. Man spricht auch von den deklarativen Gedächtnisinhalten, den mit Worten beschreibbaren Inhalten, über die wir berichten und erzählen können.[10] Aufgrund der ungleich auf die Nacht verteilten Schlafphasen und ihrer verschiedenen Länge und Intensität führt ein Schlafdefizit in der ersten Hälfte des nächtlichen Schlafs eher zu Störungen dieser deklarativen Gedächtnisinhalte. Dann sind, wie schon gesagt, die Tiefschlaf-Phasen am längsten und intensivsten. Wer vor Prüfungen steht, einen wichtigen Vortrag halten muss oder in anderer Weise am kommenden Tag auf klassisches Faktenwissen zurückgreifen muss, tut gut daran, wenn er sich früh zu Bett begibt und für ausreichenden Tiefschlaf sorgt.

Besonders gut gelingt das Lernen, wenn schon bald nach der Beschäftigung mit neuen Lerninhalten geschlafen wird. Es macht also durchaus Sinn, zeitnah zum nächtlichen Schlaf noch einmal über das zuvor Gelernte zu schauen.[11] Allerdings nur dann, wenn die Beschäftigung mit den Themen nicht mit negativen Gefühlen verbunden ist. Ängste, Ärger oder Aufgeregtheit, die durch die Inhalte eventuell ausgelöst werden, können ansonsten den so wichtigen tiefen Schlaf stören. Versuchen Sie nach Möglichkeit, diese belastenden Gefühle vorab zu verarbeiten und durch geeignete Maßnahmen zu beseitigen, damit Sie tiefen und erholsamen Schlaf erlangen.

Der Traumschlaf scheint nach heutigen Erkenntnissen nicht so bedeutsam zu sein, wie lange Zeit angenommen. Für die Kreativität ist er aber offenbar durchaus förderlich. Ergebnisse von Experimenten mit kreativen Wortfindungsaufgaben deuten darauf hin. In dieser Schlafphase werden neue Informationen frei und kreativ mit vorhandenen Gedächtnisinhalten verknüpft. Das neuronale Netz verändert und erweitert sich. Freie Assoziationen in dieser Phase des Schlafs, ohne Beeinträchtigungen durch äußere Einflüsse, machen das möglich. Bestehende neuronale Strukturen werden durch neue Inhalte nachhaltig verändert und umgebaut. Freiwillige Testpersonen lösten kreative Denkaufgaben deutlich besser, wenn sie zuvor schlafen durften und sie während dieses Schlafs eine Traumphase erreichten. Dazu passt, dass einige Wissenschaftler berichten, dass ihnen ihre genialsten Ideen im Schlaf gekommen sind.

Neuere Ergebnisse deuten darauf hin, dass motorische Fähigkeiten und die mit Erlebnissen verbundenen Emotionen im Traumschlaf ebenfalls besonders gefestigt werden. Man spricht von den impliziten Gedächtnisleistungen. Versuchsteilnehmer, denen als unangenehm empfundene Unfallbilder gezeigt wurden, empfanden diese Bilder bei erneutem Anblick nach einem Schlaf mit Traumphase noch stärker als unangenehm. Die Eindrücke wurden jetzt besonders negativ erlebt. Die Annahme einer reinigenden Wirkung der Träume gemäß Sigmund Freud passt zu diesen Ergebnissen nicht ganz. Insofern geben die Untersuchungen durchaus Stoff für Diskussionen. Vielleicht ist der Entzug von Traumphasen eher eine Möglichkeit, um schwer traumatisierend wirkende Erlebnisse und Erinnerungen wieder vergessen zu können?[12]

Schlafdefizite in der zweiten Nachthälfte beeinträchtigen stärker die durch den Traumschlaf übernommenen Aufgaben. Unsere Kreativität leidet, das implizite Gedächtnis wird gestört.

Zu wenig Schlaf und zu leichter Schlaf führen zu Einbußen der geistigen Kräfte. Wir können die an uns gestellten Anforderungen über Tag nicht mehr gut bewältigen, machen mehr Fehler, haben häufiger Merkprobleme und sind weniger leistungsfähig. Die Qualität unserer Arbeit leidet darunter und damit auch unser Selbstvertrauen und unser Wohlbefinden.

Zu wenig Schlaf bedeutet auch erhöhten Stress für unseren Körper mit allen damit verbundenen negativen Wirkungen (siehe ab Seite 51). Weniger als sechs Stunden Schlaf pro Nacht ist für den Körper bereits eine Notfallsituation. Die Ausschüttung von Stresshormonen wird angekurbelt, um Herz und Muskeln vermehrt mit Energie zu versorgen. Das Gehirn erhält weniger Energie und ist auf die für Notfallsituationen erforderlichen Leistungen eingeschränkt.

Wirklich erholsamer Schlaf dauert bei einem Erwachsenen mindestens sechs, eher acht Stunden. Eine Faustformel geht von einer Stunde Schlaf für zwei Stunden wach sein aus. Bei alten Menschen reduziert sich diese Menge auf etwa 45 Minuten Schlaf pro zwei Stunden wach sein. Wie viel Schlaf der Mensch braucht, ist dennoch individuell unterschiedlich und bei jedem Einzelnen offenbar auch flexibel. Versuche zeigen, dass Menschen, die so lange schlafen durften, wie sie wollten, sogar überwiegend neun bis zehn Stunden schlafen. Trotz individueller Unterschiede scheint eine Schlafdauer von sieben bis acht Stunden bei den meisten Menschen sinnvoll und notwendig zu sein.

Der Versuch, Schlafdefizite durch vermehrten Kaffeekonsum, frische Luft oder gar eine kalte Dusche zu kompensieren, ist zum Scheitern verurteilt. Auch können wir Schlafdefizite, die sich über mehrere Tage angesammelt haben, nicht durch einen längeren Schlaf am Wochenende ausgleichen. Drogen wie Nikotin oder Alkohol beein-

trächtigen den Schlaf ebenfalls. Wer vor dem Schlafengehen raucht, schläft schlechter ein und träumt weniger.
Alkohol unmittelbar vor dem Schlafen führt zu vermin-
derter Schlafqualität.

Körper und Geist benötigen regelmäßig ausreichend
Schlaf. Die Zeit für Schlaf ist mindestens genauso wichtig
wie die Zeit für Arbeit, Familie und Freizeit. Wir sollten
sie ebenso ernst nehmen und uns ausreichend erholsame
Ruhe gönnen. Schlaf ist alles andere als vergeudete Zeit.

In diesem Sinne: Schlafen Sie gut!

Praktische Tipps für erholsamen Schlaf

- Legen Sie sportliche Aktivitäten auf den späten Nach-
  mittag oder frühen Abend. Das erleichtert das Einschlafen.
- Machen Sie regelmäßig einen kleinen Abendspazier-
  gang an frischer Luft.
- Vermeiden Sie schwere Mahlzeiten unmittelbar vor
  dem Schlafen.
- Nehmen Sie Koffein möglichst spätestens einige Stunden vor dem Schlafengehen zu sich.
- Rauchen Sie nicht.
- Trinken Sie Alkohol nur in geringen Mengen.
- Vermeiden Sie es, spätabends größere Flüssigkeitsmen-
  gen zu sich zu nehmen.
- Achten Sie darauf, dass Ihr Schlafraum nicht zu warm
  ist und dass er dunkel ist sowie ruhig und schön gestaltet. Gegen Straßenlärm hilft ein Ohrschutz, zum Beispiel Ohropax.
- Achten Sie auf eine bequeme und gute Bettunterlage.
- Vermeiden Sie, wenn möglich, einen häufigen Wechsel
  zwischen verschiedenen Zeitzonen mit den damit verbundenen Jetlag-Symptomen.

- Vermeiden Sie grelles Licht unmittelbar vor dem Schlafengehen. Dimmen Sie Ihre Lampen im Laufe des Abends langsam herunter. Helles Licht hemmt die Produktion des Hormons Melatonin. Melatonin wird bei Dunkelheit gebildet und hat eine den Schlaf fördernde Wirkung.

- Vermeiden Sie Tätigkeiten am Computer kurz vor dem nächtlichen Schlaf. Auch hier stört das grelle Licht.

- Verbannen Sie einen Wecker mit störender Leuchtanzeige aus dem Schlafzimmer. Der nächtliche Blick auf die Uhr setzt Sie unnötig unter Druck.

- Schließen Sie Ihre Arbeit mehrere Stunden vor der Nachtruhe ab. Beschäftigen Sie sich mit angenehmen Dingen.

- Vermeiden Sie aufregende und belastende Themen am Abend. Bemühen Sie sich tagsüber um Klärung. Schalten Sie ab von den Themen des Tages.

- Vermeiden Sie es, kurz vor dem Schlafengehen Ihre Tagesplanungen für den nächsten Tag zu überprüfen.

- Vermeiden Sie fernsehen und natürlich auch Streit im Bett. Reservieren Sie das Bett ausschließlich für das Schlafen und die Liebe.

- Lassen Sie den Tag ruhig ausklingen. Tun Sie auch einfach mal guten Gewissens gar nichts.

- Versuchen Sie, vor dem Zubettgehen mithilfe von Entspannungstechniken zur Ruhe zu kommen.

- Praktizieren Sie immer gleiche Zubettgehroutinen. Gewöhnen Sie sich an, immer zur etwa gleichen Zeit zu Bett zu gehen.

- Schlafen Sie, wenn möglich, immer nachts.

- Vermeiden Sie es, vor dem Fernseher einzuschlafen. Das erschwert das spätere Einschlafen im Bett.

- Versuchen Sie, immer ausreichend zu schlafen, sodass Sie sich beim Aufwachen ausgeschlafen fühlen.

- Versuchen Sie, Schlafprobleme natürlich zu bekämpfen. Schlafmittel verändern den Schlaf und stören die so wichtigen Schlafphasen. Versuchen Sie es stattdessen mit Schlafritualen und einer Tasse warmer Milch mit Honig.

- Stehen Sie bei Einschlaf- oder Durchschlafproblemen auf, anstatt sich im Bett herumzuwälzen. Lesen Sie eine leichte, aber nicht aufregende Lektüre, bis sich Schläfrigkeit einstellt.

Von frühen Lerchen und späten Eulen
Die Bedeutung des Bio-Rhythmus

Fällt es Ihnen schwer, morgens früh aufzustehen? Laufen Sie erst nachmittags oder gegen Abend zu Höchstform auf? Gehen Sie selten vor 2 Uhr nachts ins Bett? Brauchen Sie einen Wecker, besser zwei oder drei, um morgens aufstehen zu können? Sicher würden Sie ohne Wecker erst zwischen 9 und 10 Uhr wach werden. Wahrscheinlich trinken Sie viel Kaffee und essen am liebsten abends. Zu den »normalen« Arbeitszeiten sind Sie vermutlich noch nicht wirklich leistungsfähig. Freizeitaktivitäten bis spät in die Nacht gehören zu Ihren Vorlieben. Sie sind ein echter Nachtmensch.

Oder halten Sie es eher mit dem Sprichwort »Morgenstund hat Gold im Mund«? Dann wachen Sie bestimmt auch ohne Wecker sehr früh auf und fühlen sich schon fit für den Tag, wenn andere mindestens noch eine Stunde Schlaf brauchen. Vermutlich frühstücken Sie gerne und ausgiebig und trinken wenig Kaffee. Sie werden wahrscheinlich früh am Abend schläfrig und gehen deutlich vor Mitternacht ins Bett. Wie steht es mit nächtlichen Partys bis früh in den Morgen? Ich nehme an, Sie sind kein begeisterter Nachtschwärmer. Wenn diese Punkte oder viele davon auf Sie zutreffen, sind Sie ein echter Morgenmensch.

Morgenmenschen und Nachtmenschen haben einen völlig unterschiedlichen Rhythmus. Schlafforscher und

Chronobiologen nennen die Frühaufsteher »Lerchen«, da ihre innere Uhr, ähnlich der inneren Uhr der Vögel, jeweils früh das Signal zum Aufwachen, aber auch früh das Signal zum Einschlafen gibt. Die Uhr der Frühaufsteher geht immer leicht vor. Ihre Zeiger stehen daher schon auf »Schlafenszeit«, wenn die Nachtmenschen erst richtig wach werden. Etwa 10 Prozent der Menschen sind solche extremen Morgenmenschen.

Für die Nachtmenschen verwenden Forscher den Begriff »Eulen«, da ihr Wach-Schlaf-Rhythmus dem dieser nachtaktiven Tiere ähnelt. Gerade Eulentypen geraten in einen nicht selten krank machenden Widerspruch von innerer Uhr und gesellschaftlichen Zeitvorgaben. Hauptsächlich der Beruf, aber auch andere Verpflichtungen zwingen sie, schon morgens gegen 8 Uhr, manchmal auch früher, fit zu sein. Dabei sind sie erst ab 10 Uhr richtig wach. Die Uhr der »Eulen« geht permanent nach und als Folge verschiebt sich die Schlafenszeit nach hinten. Etwa 20 Prozent der Menschen zählen zu diesem Personenkreis.

70 Prozent der Menschen sind weder extreme Morgenmenschen noch extreme Nachtmenschen. In Forscherkreisen spricht man manchmal von »Kolibris«. Viele von ihnen haben lediglich leichte Tendenzen in Richtung »Eule« oder »Lerche«. Ihnen macht der übliche, meist durch die Arbeit vorgegebene Rhythmus, keine besonderen Probleme.[1]

Wer morgens früh aufstehen kann und leicht aus dem Bett kommt, gilt in unserer Gesellschaft als fleißig. Wer dagegen schwer aus dem Bett kommt und erst zu später Stunde leistungsfähig ist, hat mit dem Image des Faulpelzes zu kämpfen. Wie man heute weiß, völlig zu Unrecht. Der Tagesrhythmus der Langschläfer beginnt einfach etwas später und sie selbst können wenig daran ändern. Die

Eigenschaften der individuellen biologischen Uhren werden von Genen gesteuert. Ob wir »Eule«, »Kolibri« oder »Lerche« sind, ist vererbt und lässt sich nicht ohne Weiteres ändern. Ein Nachtmensch wird nicht zum Morgenmenschen und umgekehrt ein Morgenmensch nicht zur Nachteule.

Ich zähle zu den Eulentypen und habe auch darunter gelitten. Besonders während meiner Schulzeit hatte ich große Schwierigkeiten mit dem frühen Unterrichtsbeginn. Frühes Aufstehen war mir ein Graus. Die elterliche Ermahnung, endlich früher schlafen zu gehen, war sinnlos. Früher schlafen konnte ich nicht. Meine morgendliche Müdigkeit ließ sich dadurch nicht verhindern. Vor 10 Uhr war ich außerstande, wirklich wichtige und konzentrationsintensive Dinge zu tun. Glücklicherweise hatte ich später verständige Kollegen und Vorgesetzte, die auf meine Befindlichkeit Rücksicht nahmen. Sie bedrängten mich nicht schon früh morgens mit anspruchsvollen Aufgaben. Ihnen war klar, dass auch sie selbst davon profitieren, wenn sie diese Toleranz aufbringen. Ich konnte zu dieser frühen Zeit die wenig anspruchsvollen Routineaufgaben erledigen und war danach mit voller Konzentration bei den wichtigen Arbeiten dabei.

Leider fehlt es heute oft an Verständnis und Toleranz im Arbeitsleben und im Alltag. Dabei gäbe es dadurch möglicherweise messbare positive Konsequenzen. Wir können darüber nachdenken, ob ein für alle verbindlicher früher Unterrichts- und Arbeitsbeginn wirklich ideal ist oder ob es sinnvolle Ansätze zur Flexibilisierung gibt. Ist es nicht besser, wenn die Menschen dann lernen und arbeiten, wenn sie ihre produktivste Zeit haben? Unternehmen können davon profitieren. Die Qualität der Arbeitsergebnisse der Mitarbeiter würde ansteigen, die Fehlerrate sinken. Die damit verbundenen Kosteneinsparungen wären nicht unerheblich. Es könnten diejenigen Mitarbeiter miteinander arbeiten, deren innere Uhren ähnlich ticken. Das reduziert Konfliktpotenziale. In einer ohnehin bereits allseits globalisierten und überaus flexiblen Arbeitswelt über alle Zeitzonen hinweg gibt es Möglichkeiten. Ist Leistungsoptimierung unter Beachtung der natürlichen menschlichen Bedürfnisse nicht ein sinnvolles Ziel, das wir verfolgen sollten?

In den Schulen könnten »Lerchenlehrer« »Lerchenkinder« schon früh morgens unterrichten und »Eulenlehrer« »Eulenkinder« frühestens ab 10 Uhr. Beiden Seiten ist damit geholfen. Die Qualität des Unterrichts würde sich verbessern ebenso wie die Lernergebnisse. Sicherlich sind das momentan eher utopische Gedankenspiele. Im Zuge einer zunehmenden Nutzung moderner Medien auch für die Unterrichtsgestaltung sind solche Zeitmodelle aber langfristig durchaus denkbar und umsetzbar. Mancherorts wird derzeit stattdessen eine nullte Unterrichtsstunde mit Beginn schon kurz nach 7 Uhr eingeführt. Wird die Lernqualität dadurch erhöht? Ich meine nicht.

Wohl dem, der nicht nach dem gnadenlosen Takt der Arbeitsgesellschaft funktionieren muss. Die Menschen der sogenannten Generation 50plus sind heute vielfach sehr fit und aktiv. Obwohl viele von Ihnen bereits aus dem Berufsleben ausgeschieden sind, machen sie sich dennoch nicht selten Zeitdruck durch eine Vielzahl von Terminen und Aktivitäten. Ihre innere Uhr berücksichtigen sie nicht immer. Dabei könnten sie voll und ganz danach leben. Mit steigendem Alter verändert sich der biologische Rhythmus allerdings. Auch die extremsten Eulen entwickeln immer mehr »Lerchen«-Anteile. Das macht mir persönlich Hoffnung. Sollten Sie auch zu den extremen Nachtmenschen zählen, trösten Sie sich. Zunehmendes Alter ist in dieser Hinsicht durchaus positiv.

Wie entsteht der Tag-Nacht-Rhythmus? Wodurch werden die inneren Uhren gesteuert? Lassen sie sich verändern?

Mit diesem spannenden Thema »Innere Uhr« befasst sich eine relativ junge Wissenschaft: die Chronobiologie. In den 60er- und 70er-Jahren des 20. Jahrhunderts begannen Forscher mit systematischen Untersuchungen darüber, was unserem Körper und damit unserem Geist den zeitlichen Rhythmus vorgibt. Seitdem weiß man, dass uns alle eine innere Uhr steuert. Sie ist universell und lässt sich durch die äußeren Bedingungen nicht einfach ausschalten, wohl aber in Grenzen justieren. Offensichtlich folgen wir alle einem etwa 24-stündigen Tagesrhythmus. Dieser Rhythmus reguliert unseren Schlaf und unser Wachsein, aber darüber hinaus auch eine Vielzahl anderer körperlicher und psychischer Vorgänge. Dazu zählen unsere geistigen Fähigkeiten, unsere motorischen Fähigkeiten, hormonelle Prozesse in unserem Körper, unsere Körpertemperatur, unser Blutdruck und Kreislauf und unser Schmerzempfinden. Nachts zwischen 2 und 4 Uhr ist unsere Körpertemperatur zum Beispiel am niedrigsten. Das fördert die Schlaffähigkeit. Auch unsere Schmerzempfindlichkeit ist täglichen Schwankungen unterworfen.[2] Im Gehirn werden am frühen Nachmittag mehr körpereigene schmerzlindernde Hormone gebildet als am Vormittag. Wenn Sie Ihren vermutlich schmerzhaften Zahnarzttermin erst am Nachmittag haben, ist das angenehmer für Sie als am Vormittag. Sogar Betäubungsmittel können dann länger wirken als am Vormittag. In unseren Leistungshochphasen am Vormittag funktioniert das Kurzzeitgedächtnis besonders gut. Müssen Sie Informationen langfristig zur dauerhaften Verfügbarkeit im Langzeitgedächtnis abspeichern, so funktioniert das am späten Nachmittag sehr viel besser.

Jede einzelne Zelle unseres Körpers funktioniert nach einem 24-Stunden-Takt. Unsere innere Uhr bringt uns

abends, wenn es dunkel wird, ins Bett und morgens, wenn
es hell wird, wieder aus dem Bett heraus, auch wenn wir in
einer dunklen Höhle leben würden. Vielfältige und zum
Teil spektakuläre Experimente mit freiwilligen Teilnehmern unter Isolationsbedingungen zeigen das. Die Professoren Jürgen Aschoff und Rütger Wever leiteten zum Beispiel die berühmten sogenannten »Bunker-Versuche« zur
inneren Uhr beim Menschen am Max-Planck-Institut für
Verhaltenspsychologie in Andechs bei München. Freiwillige Probanden gingen für mehrere Wochen in einem
unterirdischen Bunker unterhalb des »Kloster Andechs«
in die völlige Isolation. Mit Messgeräten wurde das Verhalten der Teilnehmer während der gesamten Zeit beobachtet. Die Testpersonen konnten künstliches Licht nach
Belieben an- oder ausschalten, hatten aber keinerlei An-
haltspunkte über die aktuelle Tageszeit. Es zeigte sich,
dass der normale Wach-Schlaf-Rhythmus im Wesentlichen beibehalten wurde. Auch ohne natürliches Licht
standen die Versuchsteilnehmer zur Tagzeit auf und gingen zur Nachtzeit schlafen. Es gab lediglich eine Verschie-
bung um etwa eine Stunde, das heißt, aus einem 24-Stun-
den-Rhythmus wurde ein 25-Stunden-Rhythmus. Dass
wir uns unter alltäglichen Bedingungen auf 24 Stunden beschränken, liegt an der Sonne. Deren Licht sorgt dafür,
dass unsere innere Uhr mit dem 24-Stunden-Takt einer
Erdumdrehung gleichgeschaltet ist.

Sonnenlicht ist der äußere Taktgeber für die Grundein-
stellung des Bio-Rhythmus. Einmal programmiert, lässt
sich dieser innere Rhythmus nicht einfach verstellen. Das
Licht gibt der inneren Uhr den Impuls, die zur Tageszeit
passenden Körpervorgänge in Gang zu setzen. Selbst der
Wegfall natürlicher Lichteinwirkung, das zeigen die oben
genannten Experimente, kann die einmal durch das Sonnenlicht festgelegte Einstellung nicht verändern.[3] Reisen-

de über mehrere Zeitzonen spüren das anhand von Jetlag-Symptomen genauso wie Schichtarbeiter. Haben Sie schon einmal versucht, vor einer Reise im Voraus zu schlafen? Das war bei uns zu Hause früher üblich, wenn wir früh morgens bereits in der Dämmerung verreisen wollten. Dann mussten wir Kinder eher als üblich, wenn es noch hell war, zu Bett gehen. Wir sollten dadurch früh am Morgen, wenn es noch dunkel war, ausgeschlafen sein. Geklappt hat das nach meiner Erinnerung nie. Ich konnte nicht einschlafen, wachte immer wieder auf und war morgens dann völlig unausgeschlafen. Wir sind eben grundsätzlich darauf programmiert, in der Nacht zu schlafen und am Tag aktiv zu sein.

Millionen Menschen arbeiten nachts, wenn andere schlafen. Der Tagesrhythmus stimmt nicht mehr mit dem von der Natur vorgegebenen Wach-Schlaf-Rhythmus überein. Viele Menschen müssen zwar nicht nachts arbeiten, leben aber dennoch permanent gegen ihren natürlichen Wach-Schlaf-Rhythmus. In einer Rund-um-die-Uhr-Gesellschaft gerät das natürliche Wechselspiel zwischen Ruhe und Aktivität immer mehr aus den Fugen. Erhebliche gesundheitliche Beeinträchtigungen sind die Folge. Schichtarbeiter leiden unter Verdauungsproblemen, Problemen mit dem Herz- und Kreislaufsystem, Depressionen, Konzentrationsproblemen und Gedächtnisstörungen. Und die Zahl der durch Übermüdung verursachten Fehler steigt. Nicht selten sind die Folgen schwerwiegend, manchmal kommt es sogar zu Katastrophen.

Ausgerechnet wenn der Körper durch eine hohe Konzentration des den Schlaf fördernden Hormons Melatonin eigentlich nach Ruhe und Schlaf verlangt, müssen die nachts arbeitenden Menschen leistungsfähig sein. Körper und Geist müssen gut funktionieren, obwohl die innere Uhr signalisiert, dass jetzt eigentlich Schlafenszeit ist.

Am Morgen, wenn es hell wird, ist jedoch erst Schlafenszeit. Die Konzentration des Hormons Melatonin sinkt
durch die Helligkeit auf seinen Tiefpunkt. Alle Köperzel-
len stellen um auf Aktivität und Wachsein. Gerade jetzt
schlafen zu müssen ist nicht einfach. Der Mensch ist von
Natur aus nicht für Nachtarbeit geschaffen. Mindestens in
dem Rahmen, den wir selber steuern und beeinflussen
können, sollten wir darauf achten, dass wir unsere innere
Uhr nicht allzu häufig ignorieren. Nicht jeder kann natürlich den Beruf wechseln. Denjenigen, die durch nächtliche
Arbeit gezwungenermaßen gegen die innere Uhr leben
müssen, hilft ein völlig abgedunkelter Raum für den Schlaf
auch am hellen Tag. Die dadurch geförderte Produktion
von Melatonin unterstützt auch dann Schlaf, wenn der
Körper eigentlich wach sein will. Nächtliche Arbeitsplätze ausgestattet mit sehr hellem Licht reduzieren die
nächtliche Produktion von Melatonin und damit die
Müdigkeit. Untersuchungen zeigen, dass es bei Schicht-
arbeitern insgesamt aber rund eine Woche dauert, bis die
innere Uhr den neuen Wach-Schlaf-Wechsel übernommen
hat.

Wenn Sie mit dem Flugzeug in kurzer Zeit mehrere
Zeitzonen überwinden, gerät Ihr inneres Gleichgewicht
zwischen Wach- und Schlaf-Rhythmus ebenfalls durchein-
ander. Die äußere Uhr verändert sich schneller, als die
innere Uhr sich darauf einstellen kann. Sogenannte Jetlag-
Symptome plagen uns mehr oder weniger stark. Wir fühlen uns tagsüber müde und abgeschlagen, wachen nachts
häufig auf und schlafen schlecht. Wir sind nur eingeschränkt leistungsfähig und haben Konzentrations- und
Merkprobleme. Bei Reisen mit dem Schiff oder der Bahn
tritt dieser Effekt nicht auf. Die Zeitverschiebung ist so
langsam, dass sich die innere Uhr auf die jeweilige Orts-
zeit einstellen kann.

Wenn Sie von Europa nach Osten fliegen und dabei mehrere Zeitzonen überqueren, dann verkürzt sich der Tag. Sie verlieren mehrere Stunden. Die innere Uhr muss vorgestellt werden. Das ist sehr schwer. Eine Reise nach Westen dagegen bedeutet zwar auch Umstellungsschwierigkeiten. Da Sie in diesem Fall aber Stunden geschenkt bekommen, fällt die Anpassung der inneren Uhr leichter.

Vor allem bei Reisen nach Amerika werden Melatonin-Tabletten als Hilfe zur Überwindung des Jetlags angepriesen. Da die möglichen Nebenwirkungen bis heute nicht hinreichend erforscht sind, ist allerdings Vorsicht geboten. Immerhin handelt es sich um einen Eingriff in das natürliche Hormonsystem des Körpers. Melatonin ist letztlich ein hochwirksames Arzneimittel und keine harmlose Vitaminpille. Besser und sehr wirkungsvoll ist es, wenn Sie sich am Zielort Ihrer Flugreise möglichst oft und intensiv dem Tageslicht aussetzen. Wie bereits weiter oben beschrieben, ist das Sonnenlicht der äußere Taktgeber für unsere innere Uhr. Helligkeit signalisiert unserem Körper, dass er nun wach sein soll, und Dunkelheit bedeutet für ihn, dass er jetzt schlafen soll. Licht ist also der natürlichste und wirkungsvollste Hilfsstoff für die Justierung unseres Wach-Schlaf-Rhythmus. Und diese Beeinflussung funktioniert völlig ohne Nebenwirkungen. Vermeiden Sie es außerdem, bei Müdigkeit tagsüber ein Schläfchen zu halten. Regelmäßige Mahlzeiten und eiweißreiche Nahrung unterstützen den Umstellungsprozess. Bei Flügen nach Westen können Sie sich auch dadurch helfen, dass Sie bereits einige Tage vor Reisebeginn die Schlafenszeit nach hinten verschieben, bei Flügen nach Osten vorverlegen. Die Anpassung an einen neuen Wach-Schlaf-Rhythmus in einer anderen Zeitzone braucht Zeit. Die Anpassungsgeschwindigkeit ist individuell unterschiedlich. Erst nach einigen Tagen, manchmal auch erst nach einigen Wochen, hat sich unser Körper auf die veränderten Bedingungen neu eingestellt. Umwelt und Körper takten wieder gleichmäßig und synchron.[4]

Die Folgen von häufigen Reisen über mehrere Zeitzonen sind nicht nur auf allgemeine Müdigkeit und Abgeschlagenheit begrenzt. Untersuchungen mit zwei Gruppen von langjährig tätigen Stewardessen zeigten, dass ohne ausreichende Zeit für eine Anpassung des eigenen Rhythmus an die neuen Gegebenheiten das Gehirn und die geistigen Fähigkeiten stark leiden. Einer Gruppe Stewardessen wurde bei Langstreckenflügen nur eine kurze Erholungszeit von weniger als fünf Tagen gewährt. Eine andere Gruppe arbeitete für eine Fluggesellschaft, die ihnen zwischen Langzeitflügen Erholungsphasen von bis zu 14 Tagen gewährte. Die Gruppe der Stewardessen mit den nur kurzen Erholungsphasen schnitt bei Aufgaben zum Gedächtnis deutlich schlechter ab, hatte eine größere Menge des Stresshormons Cortisol im Blut und die im Gehirn für Lernen und Gedächtnis zuständigen Regionen waren deutlich kleiner als bei der Gruppe mit den längeren Erholungszeiten.[5] Für Vielflieger, die regelmäßig in kurzen Abständen zwischen unterschiedlichen Zeitzonen hin- und herpendeln, ist es sicher ratsam, ihre Terminplanung zu überprüfen. Vielleicht gibt es Möglichkeiten, Termine so zu organisieren, dass zwischen den Flügen eine längere Pause liegt.

Unser Körper und unser Gehirn folgen innerhalb des natürlichen 24-Stunden-Rhythmus weiteren regelmäßigen Rhythmen, die besonders auch unsere geistigen Fähigkeiten steuern. Wir durchlaufen in regelmäßigem Wechsel mehrere Hoch- und Tiefphasen unserer Leistungsfähigkeit. Alle vier Stunden ungefähr erleben wir ein Minitief. Wir können diese Berg- und Talfahrt unserer Leistungskurve nur sehr eingeschränkt durch eigene Willenskraft überwinden. In den Phasen unserer Tagestiefs machen wir mehr Fehler, sind unkonzentriert, können uns schlecht etwas merken und sind unaufmerksam. Sie kennen bestimmt auch das Tief mittags etwa gegen 14 Uhr. Überfällt Sie dann nicht auch regelmäßig eine bleierne Müdigkeit? Versuchen Sie mit Macht, konzentriert weiterzuarbeiten, oder geben Sie dem dringenden Bedürfnis nach Ruhe und Schlaf nach? Die beste Lösung wäre jetzt ein kurzer, maximal 30-minütiger Mittagsschlaf. Sie wären in Gesellschaft berühmter Menschen, die für sich die positive Wirkung eines kurzen Mittagschlafs erkannt haben. Zum Beispiel Präsident Lyndon B. Johnson, der 36. Präsident der Vereinigten Staaten von Amerika, schloss jeden frühen Nachmittag sein Büro für eine halbe Stunde ab und legte sich schlafen. Er erklärte, dass ihm das die Kraft für seine langen Arbeitszeiten gibt.

Damit lag er wohl nicht falsch, wie unterschiedlichste Untersuchungen zeigen. Das Gehirn verlangt ganz besonders am frühen Nachmittag nach einem kurzen Schlaf, egal was wir tun. Die Körperfunktionen schalten sozusagen um in den Schlafmodus. Alle Bemühungen um Konzentration und Aufmerksamkeit werden in dieser Phase durch eine quälende Müdigkeit gestört. Auch hier gibt es natürlich individuelle Unterschiede. Manch einer, ich gehöre dazu, kann tatsächlich kaum die Augen aufhalten. Andere empfinden die Müdigkeit nicht so extrem. Das Leistungstief trifft dennoch jeden und hat überhaupt nichts mit Schlafmangel in der Nacht zu tun. Versuchen Sie, sich jetzt für mindestens eine halbe Stunde, besser eine ganze Stunde in Luft aufzulösen. Schalten Sie, wenn möglich, Ihr Handy aus, machen Sie Ihren Computer aus und seien Sie für niemanden erreichbar. Organisieren Sie sich so, dass Sie in dieser Zeit keinerlei Verpflichtungen haben. Wenn Sie unterwegs sind, machen Sie am besten jetzt eine

Pause. Fahren Sie auf einen Parkplatz, klappen Sie die Sitze herunter und machen Sie ein kurzes Nickerchen. Tanken Sie aber, bevor Sie wieder weiterfahren etwas Sauerstoff. Machen Sie ein paar einfache Bewegungsübungen an frischer Luft. Was immer Sie gerade tun oder wo Sie sind, am frühen Nachmittag ist eine kurze Entspannungspause, besser noch ein kurzer Schlaf wirklich sinnvoll. Danach sind Sie wieder leistungsfähig. Auch der Genuss von Kaffee oder Tee, von Nikotin oder anderen anregenden Substanzen kann nicht die gleiche Wirkung erzielen. Sie wirken nur kurzfristig, wogegen ein Power-Nap, wie die Amerikaner sagen, eine tatsächlich lang anhaltende Leistungsverbesserung nach sich zieht. Das zeigen zum Beispiel Untersuchungen mit Piloten der NASA. Ihre Leistungsfähigkeit stieg um bis zu 34 Prozent nach einem kurzen, etwa eine knappe halbe Stunde dauernden Schlaf am frühen Nachmittag. Andere Ergebnisse zeigten, dass die gestiegene geistige Leistungsfähigkeit nach einem Kurzschlaf am frühen Nachmittag sogar etwa sechs Stunden gehalten werden kann.[6] Probanden, die auf diesen Kurzschlaf verzichteten und durcharbeiteten, hatten dagegen eine deutlich reduzierte Leistungsfähigkeit und bauten sie auch nicht wieder auf.

Sollten wir das natürliche Bedürfnis nach Schlaf nicht als eine körperliche Notwendigkeit, ähnlich wie Essen und Trinken oder zur Toilette gehen, ansehen? Leider gilt, wer die Mittagszeit für einen kurzen Schlaf nutzt, immer noch als faul. Regelmäßige Mittagsschläfer haben es schwer. Die Erkenntnis, dass ein kurzer Mittagsschlaf die geistige Leistungsfähigkeit erhöht, hat sich noch nicht durchgesetzt. Stattdessen gilt derjenige, der ohne Rücksicht auf seinen inneren Rhythmus durcharbeitet, als Vorbild. Effizienter arbeitet allerdings derjenige, der seine Hochphasen nutzt und zum richtigen Zeitpunkt eine

Pause macht oder gar ein kurzes Schläfchen hält. Seine Arbeitsergebnisse sind besser als die der vielen durcharbeitenden Menschen, die ihre innere Uhr nicht beachten.

Wer einmal die positiven Wirkungen des kurzen Mittagsschlafs kennen gelernt hat, möchte darauf nicht mehr verzichten. Es ist übrigens nicht unbedingt nötig, sich zum Kurzschlaf hinzulegen. Eine entspannte Sitzhaltung kann ebenso für diese erfrischende Pausengestaltung genutzt werden, vorausgesetzt Störungen von außen können verhindert werden. Wenn Sie wirklich keine Möglichkeit finden, einen kurzen Schlaf zu halten, nehmen Sie sich dennoch eine Auszeit. Gestalten Sie diese Zeit zum Beispiel mit kleinen Entspannungseinheiten, Atemübungen oder leichten Bewegungsübungen oder machen Sie einen Spaziergang an frischer Luft. Setzen Sie sich vielleicht auf eine Bank an einem schönen und ruhigen Ort. Geben Sie Ihren Gedanken freien Lauf und lassen Sie für ein paar Minuten die Seele baumeln.

Führen Sie nicht ausgerechnet nach dem Mittagessen wichtige Kundenverhandlungen oder andere schwierige Gespräche. Anspruchsvolle und konzentrationsintensive Aufgaben lassen sich jetzt ebenfalls nicht gut bearbeiten. Planen Sie solche oder ähnliche Aufgaben besser zwischen 10 und 11 Uhr oder am späteren Nachmittag ein. Dann haben wir Phasen von hoher geistiger Leistungsfähigkeit. In dieser Zeit können Sie die wirklich wichtigen Dinge erledigen. Nutzen Sie diesen Zeitraum konsequent und erledigen Sie dann, was unbedingt erledigt werden muss. Vermeiden Sie eine sehr frühe Mittagspause noch in der leistungsaktiven Hochphase des Vormittags. Sie vergeuden wertvolle Zeit. Gerade jetzt sind Sie geistig topfit, können sich alles gut merken und klare und strukturierte Gedanken fassen. Sie können in dieser Zeit besonders gut und überzeugend argumentieren. Führen Sie deshalb jetzt schwierige und entscheidende Gespräche. Auch wenn Sie viel unterwegs sein müssen oder eine schöne Reise mit dem Auto planen, ist es besser, die Fahrzeit in diese Leistungshochphase zu legen. Sie sind dann reaktionsschneller, aufmerksamer und reisen sicherer als am frühen Morgen oder frühen Nachmittag.

Darüber hinaus folgen wir noch einem 90-Minuten-Rhythmus. Etwa 90 Minuten lang können wir unsere Konzentration aufrecht halten. Spätestens danach müssen wir eine kurze Pause machen, einmal aufstehen und uns bewegen, frische Luft tanken oder einfach kurz entspannen. Wer länger als 90 Minuten geistig arbeitet, der gerät in einen Zustand der Erschöpfung. Konzentrationsmangel stellt sich ein. Der Körper sendet entsprechende Signale aus. Beachten Sie die Körpersignale unmittelbar, wenn Sie sie bemerken. Eine kurze Erholung ist jetzt angesagt. Die benötigte Erholungszeit wächst mit zunehmender Erschöpfung unverhältnismäßig an. Warten Sie also nicht zu lange, bis Sie sich eine kurze Unterbrechung gönnen. Wer rechtzeitig eine Pause macht, hat schon nach wenigen Minuten der Entspannung wieder ausreichend Energie für neue geistige Tätigkeiten auf hohem Leistungsniveau.

Aber wo in unserem Gehirn werden diese Prozesse überhaupt gesteuert? Wo befindet sich eigentlich unsere biologische Uhr? Die innere Körperuhr und Steuerungszentrale für den Wach-Schlaf-Rhythmus ist ein Nervenknäuel mitten im Gehirn, der sogenannte suprachiasmatische Nucleus (SCN). Das ist ein kleines, etwa erbsengroßes Neuronenbündel in den tieferen und älteren Strukturen des Gehirns. Seine Nervenzellen geben Impulse an andere Gehirnregionen und erhalten Impulse von anderen Gehirnregionen. Dieses Gehirnareal empfängt zum Beispiel

Reize von den Lichtrezeptoren unserer Augen. Sehen wir helles Licht, dann geht diese Information an den SCN. Der informiert dann die Organe, dass es jetzt Zeit ist, aktiv zu werden. Eine Verbindung besteht auch zur Zirbeldrüse, einer kleinen Drüse im Gehirn, die für die Ausschüttung des Hormons Melatonin zuständig ist. Melatonin wird, wie bereits erwähnt, bei Dunkelheit gebildet. Es hat eine den Schlaf fördernde Wirkung. Durch die Ausschüttung von Melatonin werden wir abends, wenn es dunkel wird, müde. Morgens, wenn es hell wird, erreicht das Niveau dieses Hormons seinen Tiefstand im Körper. Auch bei Lichtmangel im Herbst und Winter wird mehr Melatonin gebildet. Das erklärt die in den dunklen Jahreszeiten größere Müdigkeit bei vielen Menschen.[7]

Alles in allem gilt: Wenn Sie Ihren inneren Rhythmus kennen und nach ihm leben, können Sie mehr leisten und es fällt Ihnen leichter. Sie bewältigen die täglichen Herausforderungen im Job besser, fühlen sich dabei wohler und sind besser gelaunt. Auch wenn Sie nicht oder nicht mehr im Hamsterrad des Berufslebens mitlaufen müssen, werden Sie sich wohler, gesünder, leistungsfähiger und aktiver fühlen, wenn Sie Ihre innere Uhr beachten. Es macht Sinn, sich zu überlegen, wie man seinen Tag am besten organisiert und wann man wichtige Erholungsphasen einplant.

Tipps für eine Tagesgestaltung nach den inneren Rhythmen

■ Stehen Sie nicht sofort nach dem Erwachen auf. Gönnen Sie sich einige Minuten, um richtig wach zu werden. Recken und strecken Sie sich. Atmen Sie gleichmäßig tief ein und aus.

- Öffnen Sie das Fenster oder gehen Sie nach draußen auf Ihren Balkon, Ihre Terrasse oder in Ihren Garten und atmen Sie einige Male tief ein und aus.

- Stehen Sie nicht auf die letzte Minute auf. Stellen Sie sich den Wecker 10 bis 15 Minuten früher. Nutzen Sie diese Zeit zu einer regelmäßigen Morgenmeditation. In den Sommermonaten können Sie diese Einheiten draußen zelebrieren und die Sinnesreize der Natur einbeziehen.

- Probieren Sie morgendliche Wechselduschen. Das bringt den Kreislauf in Gang und macht müde Morgenmuffel munter und stärkt obendrein die Abwehrkräfte.

- Wenn es Ihre Zeit zulässt und Sie es mögen, gehen Sie vor dem Duschen und dem Frühstück etwa 40 Minuten joggen. Das bringt Schwung für den Tag.

- Nutzen Sie die Leistungshochphasen am frühen Vormittag und am späteren Nachmittag für anspruchsvolle Tätigkeiten.

- Vermeiden Sie anspruchsvolle Tätigkeiten in den Leistungstiefphasen am sehr frühen Morgen und vor allen Dingen mittags etwa um 14 Uhr.

- Sorgen Sie für eine ruhige Umgebung, in der Sie entspannen oder sogar kurz schlafen können. Schließen Sie Fenster und Türen, stellen Sie Ihr Handy und Ihren Computer ab und sagen Sie Kollegen oder anderen Familienmitgliedern, dass Sie jetzt nicht gestört werden wollen.

- Wenn Sie spüren, dass Sie müde werden, geben Sie der Müdigkeit nach. Vermeiden Sie Aufputschmittel, um sich wach zu halten. Wenn irgend möglich, zelebrieren Sie einen mittäglichen Kurzschlaf.

- Für einen kurzen Schlaf benötigen Sie nicht unbedingt eine Liegemöglichkeit, wenngleich sie besser wäre. Sie können sich stattdessen auch bequem und entspannt hinsetzen, vielleicht die Beine dabei hochlegen und die Augen schließen.

▪ Ein mittäglicher Kurzschlaf sollte nicht länger als eine halbe Stunde dauern. Dann wirkt er erfrischend. Oft genügen schon 10 bis 15 Minuten. Arbeiten Sie danach nicht sofort. Machen Sie lieber ein paar kleine Bewegungsübungen, recken und strecken Sie sich und nehmen Sie sich noch ein paar entspannte Minuten, bevor Sie wieder starten.

▪ Machen Sie regelmäßig über Tag kurze Pausen, wenn Sie erste Konzentrationsmängel feststellen. Spätestens nach etwa 90 Minuten sollten Sie Ihre Tätigkeiten kurz unterbrechen. Legen Sie eine kleine Entspannungseinheit ein, tanken Sie frische Luft, bewegen Sie sich oder machen Sie einfach gar nichts und denken an etwas Schönes.

▪ Nutzen Sie, sofern Sie sich in den allgemein üblichen Arbeitszeitrhythmus einfügen müssen, die Zeit abends nach 19 Uhr für Ihr Privatleben. Schalten Sie ab von den täglichen Verpflichtungen und der Arbeit.

▪ Planen Sie Fahrzeiten mit dem Auto so, dass Sie in Ihren Leistungshochphasen am Steuer sitzen. Das ist sicherer. Machen Sie auch hier nach spätestens zwei Stunden eine kurze Pause. Halten Sie für 10 Minuten ein Nickerchen. Bewegen Sie sich an frischer Luft, bevor Sie weiterfahren.

▪ Wenn Sie zu den extremen Morgen- oder Nachtmenschen gehören, versuchen Sie, gezielt Ihren Tag entsprechend zu organisieren. Das kann bedeuten, dass Sie tatsächlich mit Ihrem Arbeitgeber oder Vorgesetzten diesbezügliche Vorschläge besprechen (sofern Ihnen dadurch keine erhebliche Nachteile drohen). Oder Sie überdenken Ihre derzeitige Berufstätigkeit: Gibt es andere, besser zu Ihrem extremen Rhythmus passende Tätigkeiten?

- Wenn Sie nachts arbeiten müssen, schlafen Sie tagsüber in einem verdunkelten Raum und schalten Sie Außengeräusche soweit möglich aus. Manchmal helfen auch Ohrstöpsel.

- Wenn Sie die Zeitzonen wechseln, setzen Sie sich möglichst viel am Zielort dem Tageslicht aus. Vermeiden Sie es, am Tag ein kurzes Schläfchen zu halten. Essen Sie eiweißreich und regelmäßig.

- Gewöhnen Sie Ihren Körper vor der Reise an den neuen Rhythmus. Gehen Sie, wenn Sie nach Westen reisen, täglich etwas später zu Bett, und wenn Sie nach Osten reisen, täglich etwas früher.

- Gönnen Sie sich zwischen zwei Reisen über mehrere Zeitzonen hinweg eine längere Pause, wenn möglich mindestens etwa zwei Wochen.

Da helfen die besten Pillen nicht
Hirndoping und die Grenzen der geistigen Leistungsfähigkeit

Doping im Sport, die Verbesserung der Leistungsfähigkeit von Hochleistungssportlern durch entsprechende Medikamente, wird gemeinhin verachtet und steht unter Strafe. Mangelnde Fairness, gesundheitliche Risiken, überzogenes Leistungsstreben oder Missachtung der natürlichen Leistungsgrenzen des Menschen – es gibt viele Gründe, bei Sportlern jegliche Leistungsoptimierung durch die Einnahme von Medikamenten abzulehnen. Wie steht es aber mit unserem Verhalten im täglichen Konkurrenzkampf um die besten Plätze in Schule und Studium, im Arbeitsleben oder im Alltag? Der Konsum von Substanzen, die unsere Psyche und unseren Geist beeinflussen, ist weit verbreitet. Kaffee macht uns wieder munter, wenn wir uns müde und unkonzentriert fühlen. Ein Glas Wein oder Bier hilft manch einem, besser mit einer trüben Stimmung, mit Sorgen oder Frustrationen fertig zu werden. Tolerieren und akzeptieren wir nicht fast alle mehr oder weniger Helfer in Phasen von Müdigkeit, Unkonzentriertheit und Verstimmung? Fängt das Thema Doping vielleicht hier schon an?

In Drogeriemärkten, Supermärkten und Apotheken sind ganze Regalwände voll mit Vitaminpillen und anderen synthetischen Nahrungsergänzungsmitteln. Vermutlich hat fast jeder schon einmal zu einem dieser Präparate gegriffen, und sei es nur zur Multivitamin-Brausetablette.

Die Gründe mögen unterschiedlich sein, die Zielrichtung ist immer dieselbe: Verbesserung des allgemeinen Befindens, der Gesundheit und damit der Leistungsfähigkeit. Mit dem Wunsch nach körperlich ewiger Jugend und nach Leistungsfähigkeit wird viel Geld verdient. Schönheitschirurgen haben regen Zulauf. Sportangebote verkaufen sich besser, wenn sie den straffen, muskulösen und makellosen Körper versprechen. Allein das Argument der Zuträglichkeit für die Gesundheit reicht nicht aus. Kosmetikpräparate zielen nicht nur auf die Pflege ab, sondern suggerieren die Veränderbarkeit und Formbarkeit des Körpers. Auch sogenannte Lifestyle-Medikamente zur Förderung des Haarwuchses, zur Faltenreduktion, zur Steigerung der Potenz und zur Gewichtsreduktion erfreuen sich großer Beliebtheit. Die Liste der Mittel zur gezielten Beeinflussung natürlicher Körpermechanismen ist lang. Immer mehr Menschen dulden keinen Makel, streben nach körperlicher Perfektion und akzeptieren dafür Eingriffe in die natürlichen Körper- und Leistungsfunktionen.

Eingriffe zur Korrektur unseres Körpers werden seit einigen Jahren zunehmend durch Maßnahmen zur Verbesserung der Gehirnfunktionen ergänzt. Eine Leistungsverbesserung unseres Geistes mithilfe von Koffein und Alkohol ist, wie bereits erwähnt, allgemein toleriert und akzeptiert. Die Einnahme von speziellen synthetischen Substanzen findet darüber hinaus immer größere Akzeptanz. Das ist nicht verwunderlich. Die wichtigsten Ressourcen in einer modernen wissensintensiven Dienstleistungsgesellschaft sind geistiger Natur. Nur wer über eine schnelle Auffassungsgabe verfügt, ein gutes Erinnerungsvermögen hat, kreativ ist, konzentriert und mit zielgerichteter Aufmerksamkeit arbeiten kann und dabei ausdauernd und stressresistent ist, kann die stetig steigenden Anforderungen bewältigen. Da ist es nicht erstaunlich, dass das Interesse an Präparaten zur Unterstützung groß ist. Für mehrere Millionen Euro im Jahr werden zum Beispiel bereits Ginkgo-Präparate verkauft. Sie versprechen eine verbesserte geistige Leistungsfähigkeit und eine hohe Gedächtnisleistung. Gesunde Menschen greifen zu Medikamenten, die eigentlich für Kranke vorgesehen sind. Immer mehr Antidepressiva, Aufputschmittel, Mittel gegen Demenz und gegen das ADHS-Syndrom (Zappelphilipp-Syndrom) werden mittlerweile auch ohne Krankheitsdiagnose eingenommen, obwohl unter Umständen erhebliche Nebenwirkungen damit verbunden sein können.[1] Der Zugang zu diesen eigentlich verschreibungspflichtigen Medikamenten ist im Internetzeitalter kein großes Problem. Ziel der Einnahme ist die Steigerung der so wichtigen geistigen Fähigkeiten. Wir alle sind nun einmal nicht wie Obelix als Kind in einen Topf mit Zaubertrank gefallen. Wir sollen aber vielfach so leistungsfähig sein, als ob wir es wären. Sind wir es nicht, so sind wir schnell aus dem Spiel. Im schlimmsten Fall verlieren wir den Job, wenn wir nicht schneller, besser, kreativer und belastbarer sind als unser Kollege. Da scheint der Griff in das Pillenglas nur nützlich zu sein.

Schon längst muss der Begriff Doping über den Sport hinaus auch auf das gesellschaftliche und berufliche Leben angewendet werden. Anders als im Leistungssport gibt es hier aber keine Sanktionen zu befürchten. Doping dieser Art in Schule, Studium und Beruf ist sanktionsfrei. »Ritalin«, ein Medikament, das bei Diagnose des ADHS-Syndroms verordnet wird und zu besserer Aufmerksamkeits- und Lernleistung verhelfen soll, wird so manch einem Schüler morgens vor dem Gang zur Schule verabreicht, auch ohne klare Krankheitsdiagnose. Allein die Verbesserung der Lernfähigkeiten bei Kranken lässt Eltern von gesunden Kindern hoffen, dass auch ihre Kinder damit in

der Schule besser abschneiden. Eine entsprechende Wirkweise bei gesunden Menschen konnte dabei bisher nicht
eindeutig festgestellt werden. Es gibt Studenten, die in anstrengenden Prüfungsphasen »Modafinil« konsumieren.
Das ist ein Medikament, das für Patienten zugelassen ist,
die an krankhafter Schlafneigung mit tagsüber extremer
Müdigkeit leiden. »Modafinil« steigert die Wachheit. Studenten, bei denen ein Abgabetermin naht, versprechen
sich davon, mehrere Tage und Nächte durcharbeiten zu
können, ohne müde zu werden. Berufstätige greifen dazu,
um ohne müde zu werden immer länger arbeiten zu können. Mediziner warnen allerdings davor, »Modafinil« als
Wachmacherdroge zu verwenden oder chronischen Schlafmangel damit ausgleichen zu wollen.

So mancher Berufstätige nimmt regelmäßig sogenannte
Antidepressiva, insbesondere Manager. Das sind Medikamente zur Aufhellung der Stimmungslage. Sie sind eigentlich für Menschen, die unter Depressionen leiden, gedacht. Manager erhoffen sich, mit ihrer Hilfe auch unter
großem Stress ruhig und ausgeglichen zu bleiben.[2] Sie suggerieren sich und ihrer Umwelt damit große Belastbarkeit
ohne Leistungseinbußen und Motivationsstörungen. Auch
hier ist Vorsicht geboten. Diese Medikamente greifen mas-
siv in den körpereigenen Hormonhaushalt ein und verändern ihn.

Alle diese Mittel sind bis heute nicht hinlänglich auf mögliche Gefahren und tatsächliche Wirkweisen bei Gesunden
überprüft. Ihre Nebenwirkungen, Suchtpotenziale und
langfristigen Wirkungen sind nicht ausreichend bekannt.
Außerdem gibt es nur wenige Belege für die angestrebten
Leistung steigernden Effekte bei Gesunden.[3]

Die Ergebnisse einer im Auftrag der DAK bundesweit durchgeführte Befragung von insgesamt 3000 Arbeitnehmern im Alter zwischen 20 und 50 Jahren liefern interessante Erkenntnisse. Der DAK-Gesundheitsreport 2009 berichtet zum Thema Hirndoping am Arbeitsplatz: Die Einnahme von Medikamenten ohne medizinische Notwendigkeit, allein zum Zweck der Verbesserung der geistigen Fähigkeiten und des psychischen Wohlbefindens, hat zugenommen. Im Vordergrund steht das Ziel einer höheren Belastbarkeit in Stresssituationen verbunden mit dem Wunsch nach einer besseren Bewältigung der alltäglichen Anforderungen. Nach der DAK-Befragung ergab sich, dass etwa jeder Fünfte mindestens eine Person im Kollegen-, Freundes-, Familien- oder Bekanntenkreis kennt, die Medikamente zur Steigerung der geistigen Leistungsfähigkeit oder zur Aufhellung der Stimmung ohne triftige medizinische Gründe eingenommen hat. Insgesamt 17 Prozent der direkt Befragten nehmen oder haben schon einmal Medikamente zur Verbesserung der geistigen Leistungsfähigkeit eingenommen. Etwa ebenso viele meinen, dass die Risiken dieser Mittel im Vergleich zum Nutzen vertretbar sind. Männer neigen zu aufputschenden oder Konzentration fördernden Mitteln. Frauen tendieren eher zu Beruhigungsmitteln und Mitteln gegen Ängste und depressive Verstimmungen. Bezogen auf alle Erwerbstätigen greifen rund 5 Prozent von ihnen zu Leistung steigernden und Stimmung aufhellenden Mitteln. Das sind etwa 2 Millionen Menschen. 2,2 Prozent aller Erwerbstätigen »dopen« sogar häufig bis regelmäßig. Das sind etwa 800 000 Menschen.[4]

Zudem ist mit einer deutlichen Zunahme dieses Phänomens zu rechnen. Darauf deuten auch die Ergebnisse einer Online-Umfrage des Magazins »Gehirn & Geist« hin. 60 Prozent der Teilnehmer an der Befragung gaben an,

dass sie Mittel zur Steigerung der geistigen Leistungsfähigkeit nehmen würden, wenn keine Nebenwirkungen
damit verbunden wären und diese Mittel legal verfügbar
wären.[5] Sollte es in absehbarer Zeit Pillen für den Geist
geben mit wenigen oder gar keinen Nebenwirkungen, so
ist davon auszugehen, dass viele Menschen sie auch nach-
fragen und regelmäßig einnehmen werden. Ein riesiger
Markt mit äußerst hohen Verdienstchancen entsteht gerade.

Bisher ist ein Mittel, das nachweisbar die Lern- und Gedächtnisleistung bei Gesunden gezielt steigert, noch nicht
auf dem Markt. Die Fähigkeit des Gehirns, sich immer
wieder auf neue Bedingungen einstellen zu können, zu lernen und sich ein Leben lang verändern zu können, spornt
aber viele Forscher an, Präparate zu entwickeln, die gezielt
die geistigen Funktionen beeinflussen und Leistung stei-
gernde und Gedächtnis fördernde Wirkung haben. Die Suche nach Wirkstoffen, die die Lern-, Gedächtnis- und Auf-
merksamkeitsprozesse bei Gesunden verbessern, wird mit
großer Intensität betrieben. Für die Pharmaindustrie wäre
es ein riesiges Geschäft. Phillip Campbell, der Chefredak-
teur des Fachmagazins »Nature«, und weitere Forscher
fordern, dass Medikamente zur Steigerung der mentalen
Leistungskraft legalisiert und frei verfügbar sein sollten.[6]
Die Hoffnung, dass solche Präparate in den nächsten Jahren ebenso angepriesen und nachgefragt werden wie die
heute überall erhältlichen Vitaminpillen, ist groß. Es wird
mit sehr hohen Gewinnchancen durch die Entwicklung einer Art »Viagra« fürs Gehirn gerechnet.[7] Diese Prozesse
können nicht gestoppt werden. Forschung lässt sich nicht
verbieten und Fortschritt braucht Forschung. Eine breite
öffentliche Diskussion über das Für und Wider und über
ethische und moralische Aspekte der Entwicklung und

Legalisierung von Mitteln zur Steigerung der geistigen Leistungsfähigkeit ist aber dringend nötig und längst überfällig.

Wo sind die Hauptursachen und die Auslöser für das gesteigerte Interesse an Substanzen zur Verbesserung der geistigen Leistungsfähigkeit? Warum ist uns die Erhöhung der geistigen Leistungskraft so überaus wichtig? Warum sind wir nicht zufrieden mit dem, was wir können? Warum glauben wir, immer noch besser funktionieren zu müssen? Sicher ist ein Hauptgrund die Angst vor Versagen. Eng verbunden damit sind existenzielle Ängste. Wer nicht immer alles leisten kann, verliert unter Umständen nicht nur Anerkennung, sondern auch seine existenzielle Grundlage, den Arbeitsplatz. Ein Mittel zur Unterstützung kommt da gerade recht. Können wir dann aber noch die natürlichen Alarmsignale des Körpers bei Überschreiten der persönlichen Leistungsgrenzen bemerken? Verlieren wir möglicherweise die Fähigkeit, uns rechtzeitig vor Überforderung zu schützen? Der Chef der DAK bringt es im DAK-Gesundheitsreport 2009 auf den Punkt: »Wer für jede Situation eine Pille einnimmt, verlernt seine Probleme selber zu lösen.«[7]

Die Leistung des Menschen ist nicht grenzenlos zu steigern. Das natürliche Bedürfnis nach Ruhe kann nicht einfach ausgeschaltet werden. Deshalb droht auch mit Leistung steigernden Mitteln irgendwann der Kollaps, wenn wir keine Rücksicht auf unsere natürlichen Grenzen nehmen. Pausenlos konzentriert, kreativ, belastbar, leistungsfähig und aktiv sein, das kann niemand. Permanenter Urlaubsverzicht, eine 60- bis 80-Stunden-Arbeitswoche, ständige Erreichbarkeit, auch in der Freizeit und im Urlaub, das alles ist auf Dauer zu viel. Da helfen die besten Pillen nicht.

Besteht vielleicht die Gefahr, dass sich die ohnehin schon hohen Erwartungen von Lehrern, Professoren und Arbeitgebern weiter erhöhen, wenn es Präparate zur geistigen Leistungssteigerung zu kaufen gibt? Werden Einschränkungen der Leistungsfähigkeit, auch nur vorübergehende, überhaupt noch akzeptiert? Vermutlich wird der Leistungsdruck weiter steigen. Die sich abzeichnende hohe Nachfrage nach Präparaten, die die geistige Leistungsfähigkeit erhöhen können, passt in eine Zeit mit andauernd steigenden Ansprüchen in nahezu allen Lebensbereichen. Nicht die Pillen sind das Problem, sondern die viel zu hohen Leistungsanforderungen in Beruf und Alltag. Ruhe und Erholung gelten nicht mehr viel. Dabei wünscht sich so manch einer nichts sehnlicher als ein bisschen Zeit für sich selbst und Erholung. Selbst in der Freizeit setzt sich nicht selten ein übertriebener Aktivismus fort. Viel zu viele Termine, ein Überangebot an möglichen Aktivitäten, das Streben nach Perfektion bei allem, was wir tun, Dynamik über alles, da bleibt nicht mehr viel Raum, die Seele einfach baumeln zu lassen. Wann haben Sie sich das letzte Mal genüsslich eine Zeit der Langeweile gegönnt? Für viele Menschen ist Langeweile inzwischen mit negativen Attributen besetzt. Dabei entfalten sich gerade in Zeiten des Nichtstuns oftmals die größten kreativen Potenziale. Es tut gut, ab und an einmal gar nichts zu tun.

Steigt das Leistungsniveau derjenigen, die lernfördernde Pillen nehmen, so wird automatisch das normale Leistungsniveau derjenigen, die nicht dopen, als zu gering erscheinen. Wenn der Kollege, der Pillen nimmt, immer besser arbeitet als derjenige, der Hirndoping ablehnt, ist in einer wirtschaftlichen Krisensituation schnell entschieden, wessen Arbeitsplatz sicher ist. Akzeptieren wir dies? Ist das »Fair Play«, wie wir es uns im Zusammenleben wünschen? Diejenigen, die in Prüfungs- oder Wettbewerbssituationen Medikamente zur Steigerung der Lernfähigkeit, der Merkfähigkeit und der Belastbarkeit einnehmen, verschaffen sich damit einen ähnlichen Leistungsvorteil wie Hochleistungssportler, die gedopt in den entscheidenden Wettkampf gehen. Für den Leistungssport gibt es klare Verbote und Regelungen, die für ein solches Verhalten Sanktionen vorsehen. Wo ist der Unterschied zum Sport? Wieso sollte ein solches Verhalten im alltäglichen Leben völlig in Ordnung sein? Werden in Zukunft vielleicht Doping-Kontrollen vor Prüfungen oder am Firmeneingang durchgeführt?

Von den bunten Helfern aus dem Pillenglas wird viel erwartet. Wenn wir mit ihrer Hilfe unsere Aufmerksamkeit, unsere Konzentrationsfähigkeit, unsere Ausdauer, unsere Denkfähigkeit, unsere Merkfähigkeit und unsere Lernfähigkeit erhöhen, heißt das nicht automatisch, dass wir schlauer werden. Wissen vermitteln diese Mittel nicht. Verständnis und Erkenntnisgewinn müssen wir uns immer noch erarbeiten. Sozialkompetenz lässt sich nicht schlucken. Da sind gute Lern- und Arbeitsbedingungen sowie eine gesunde Lebensführung mit reichhaltigen Erfahrungsmöglichkeiten immer noch das Wichtigste. Wie wäre es, wenn Geld, das in die Entwicklung von Präparaten zur Leistungssteigerung investiert wird, stattdessen eingesetzt wird zur Schaffung von guten Schulen und Universitäten mit wirklich guten Lernbedingungen? Investitionen in leistungsfreundliche Arbeitsumgebungen, in hochwertige Fortbildung und Weiterbildung am und für den Arbeitsplatz sowie in den Bereich Gesundheitsmanagement und Stressprävention sind langfristig bestimmt wirkungsvoll. Auch mit den besten Pillen wird aus einem schwachen Schüler kein Eliteschüler, wird aus einem schlecht motivierten und schlecht ausgebildeten Mitarbeiter kein wirklich produktiv arbeitender und motivierter Leistungsträger und wird aus einer schlechten Führungskraft keine gute Führungskraft. Mithilfe von Doping lässt sich aus einem Freizeitsportler eben auch kein Olympia-Sieger machen. Es gibt natürliche Leistungsgrenzen. Die Leistungsfähigkeit des Menschen lässt sich nicht ins Unermessliche steigern. Die besten Pillen werden das nicht erreichen.

Stellen Sie sich vor, Sie könnten in Zukunft der Vergesslichkeit mithilfe von Pillen ein Schnippchen schlagen. Ist diese Aussicht nicht verlockend? Vorsicht ist aber geboten. Wirkstoffe, die es uns ermöglichen, mehr Informationen mit weniger Mühe im Gedächtnis festzuhalten, unterscheiden nicht zwischen für uns positiven und negativen Informationen und auch nicht zwischen für uns wichtigen und eher unwichtigen Informationen. Wir würden wahrscheinlich auch die Informationen behalten, die für uns und unser Tun irrelevant sind. Die natürliche Selektion des Gehirns wäre somit stark eingeschränkt. In einer sich ständig verändernden Welt mit andauernd ungeheuer vielen neuen Informationen und Reizen ist die Fähigkeit, vergessen zu können, äußerst sinnvoll. Wir müssen das, was wir längere Zeit nicht gebraucht haben, oder das, was für uns unangenehm ist, auch wieder löschen können. Ansonsten würde uns die Flut an gespeicherten Daten bald verrückt werden lassen. Eine regelmäßige Säuberung des Speicherinhalts von nicht mehr benötigten Daten ist wichtig. Andernfalls müssen wir uns wie bei einer Suchanfrage im Internet jedes Mal erst durch eine Vielzahl von zum Teil für uns völlig unwichtigen Suchtreffern hindurchklicken, bevor wir vielleicht die momentan benötigten Daten finden. Schnelle und effektive Informationsverarbeitung und Denkleistung funktionieren anders. Stellen Sie sich außerdem vor, Sie könnten unangenehme Erfahrungen nicht oder nur schwer wieder loswerden, weil Ihr Gedächtnis einfach zu gut funktioniert. Auch das kann sehr belastend sein. Die Verbesserung der Merkleistung hat also durchaus auch ihre Schattenseiten. Ab wo sind sie größer als der Nutzen?

Wie leistungsfähig müssen wir sein, um glücklich leben zu können? Was macht uns glücklich und zufrieden? Was ist ein erfülltes Leben?

Ich möchte an dieser Stelle kein abschließendes Urteil darüber fällen, ob Hirndoping-Mittel vertretbar sind. Ich möchte Sie anregen, über seine Wirkung und Folgen nachzudenken und darüber zu diskutieren. Deswegen schließe ich dieses Kapitel mit einigen Fragen ab, die sich jeder selbst beantworten mag, ganz wie er es für sich für richtig hält.

Fragen zur Klärung des eigenen Standpunkts

- Wäre es für Sie in Ordnung, die eigene Denkfähigkeit mithilfe von speziell dafür entwickelten Medikamenten zu steigern, wenn diese Mittel nebenwirkungsarm oder -frei wären und man sie überall bekommen könnte?
- Was wären Ihre Beweggründe für die Einnahme derartiger Präparate?
- Wer sollte Zugang zu diesen Medikamenten haben? Alle oder nur bestimmte Personenkreise, wie zum Beispiel Chirurgen, Piloten, Soldaten, Verantwortliche in Sicherheitsfunktionen, schwache Schüler und Studenten?
- Unter welchen Bedingungen würden Sie eine Einnahme für gerechtfertigt ansehen?

▪ Wenn Sie eine freie Verfügbarkeit und eine sanktions-
freie Zulassung begrüßen, sollte es Zuschüsse für be-
dürftige Personen geben?
▪ Wie viel geistige Leistungskraft ist nötig für ein glückliches und erfülltes Leben? Was macht für Sie ein glückliches und gutes Leben aus? Was ist Ihnen wichtig im
Leben?

Geselliger Schlaukopf
Sozialkontakte als geistige Fitmacher

»Wer die Freundschaft aus dem Leben streicht, nimmt die Sonne aus der Welt«, schrieb Cicero, der römische Schriftsteller, Politiker und Philosoph. Damit hat er wohl bis heute Recht. Der Mensch ist ein soziales Wesen. Von der frühen Menschheitsgeschichte bis heute ist das menschliche Leben durch Beziehungen zu anderen Menschen, gemeinschaftliches Erleben und gegenseitige Unterstützung geprägt. Dafür gibt es viele Beispiele. Denken Sie zum Beispiel an die schönsten Momente in Ihrem Leben. Waren Sie da allein? Ein Neugeborenes braucht zum Überleben und zur gesunden Entwicklung die Fürsorge der Eltern. Menschen leben in der Regel in Gemeinschaften. Grundlegende Bedürfnisse nach Wärme, Nähe, Liebe und Geborgenheit können nur durch andere Menschen befriedigt werden. Kinder wachsen gemeinsam mit anderen Kindern und Erwachsenen auf und lernen dabei Basisregeln des Zusammenlebens. Lernen in Schule und Beruf funktioniert am besten im Austausch mit anderen Lernenden. Arbeit findet in Teams erfolgreich statt. Hilfe und Unterstützung durch nahestehende Personen in schwierigen Lebenssituationen oder bei Krankheit erleichtern die damit verbundenen Belastungen.

Die soziale Komponente des menschlichen Lebens war bei unseren frühen Vorfahren stärker ausgeprägt als heute. Ein Leben als Single, als Paar oder als Kleinfamilie, wie es heute in unserem Kulturkreis überwiegend üblich ist, wäre zu damaliger Zeit gefährlich gewesen. Erst die Gemeinschaft mit vielen Mitgliedern bot ausreichend Schutz und Hilfe im täglichen Überlebenskampf.

Gesellschaft ist aber auch heute noch von lebenswichtiger Bedeutung und tut den Menschen gut. Bindungen an andere und das Miteinander mit anderen tragen entscheidend zu Wohlbefinden und Lebensqualität bei. Wer einsam ist, fühlt sich nicht gut. Einsamkeit ist für Körper, Seele und Geist eine Belastung und ruft Stress hervor. Die ins Blut ausgeschütteten Stresshormone beeinträchtigen das Immunsystem. Als Folge werden die Menschen häufiger krank. Menschen ohne Sozialkontakte sind besonders anfällig für psychische Erkrankungen, wie zum Beispiel Depressionen. Allein schon die Vorstellung von zu erwartender Einsamkeit kann unser Verhalten negativ beeinflussen. Das Risiko, an einer Demenz zu erkranken, ist für Menschen mit vielfältigen Sozialkontakten gegenüber Menschen mit nur geringen oder keinen Kontakten deutlich niedriger. Verschiedene Untersuchungen zeigen, dass die Lebenserwartung von sozial aktiven Menschen deutlich über der von isoliert lebenden Menschen ohne Sozialkontakte liegt.[1] An der australischen Flinders University fand man heraus, dass enge Freundschaften die Lebenserwartung stärker erhöhen als enge verwandtschaftliche Kontakte. Dieser positive Einfluss von engen Freunden konnte sogar dann festgestellt werden, wenn die Freunde nicht oder nicht mehr in unmittelbarer Nähe wohnen.[2]

Soziale Kontakte helfen uns auch, Stress besser zu verarbeiten. Haben wir in schwierigen Zeiten des Lebens jemanden, der uns zuhört, bei dem wir Zuspruch und Verständnis finden, so stärken wir unser Vertrauen in unsere eigenen Bewältigungsfähigkeiten. Dadurch werden auch die geistigen Beeinträchtigungen, die durch übermäßigen und andauernden Stress entstehen können, vermindert.

Wer gute Freunde hat, kann Geselligkeit genießen, und dies sorgt für ein längeres und gesünderes Leben. Ist das nicht ein Ansporn, etwas für die Pflege von Freundschaften zu tun und auch den einen oder anderen eingeschlafenen Kontakt wieder zu beleben?

Auch für das Berufsleben scheinen vielfältige Sozialkontakte von immer größerer Bedeutung zu sein. Wissenschaftler der Arizona State University untersuchen die charakteristischen Eigenschaften von visionären und erfolgreichen Führungspersönlichkeiten. Für Führungserfolg sind nach derzeitigem Forschungsstand insbesondere diejenigen Fähigkeiten entscheidend, die den Sozialkompetenzen zuzuordnen sind. Eine gute Selbstwahrnehmung und die Fähigkeit zu einfühlsamen Verhalten, kennzeichnen erfolgreiche Führungspersönlichkeiten.[3] Sie sind in der Lage, die Dinge auch aus der Perspektive eines anderen Menschen zu betrachten. Solche Kompetenzen werden insbesondere im menschlichen Miteinander erlernt. Vermutlich sind Fähigkeiten dieser Art nicht nur für Führungserfolg entscheidend. In einer Arbeitswelt, die gekennzeichnet ist durch Wandel, die immer wieder Flexibilität erfordert, in der Arbeit in immer wieder wechselnden Teams stattfindet, dürften zwischenmenschliche Kompetenzen in jedem Fall zu beruflichem Erfolg beitragen. Und es menschelt auch in von virtuellen Kontakten geprägten Arbeitsverhältnissen.

Die guten Gefühle, die mit der Nähe von vertrauten Menschen verbunden sind, entstehen durch eine Aktivierung des Belohnungssystems im Gehirn. Wenn wir uns in Gemeinschaft wohl und geborgen fühlen, werden dort Glückshormone (Endorphine) freigesetzt. Sie signalisieren dem Gehirn, dass wir uns gerade in einer angenehmen Situation befinden. Vergleichbare Prozesse finden im Gehirn zum Beispiel auch nach einem leckeren Essen, nach dem Genuss von Schokolade oder nach dem Liebesspiel statt. Vielleicht erklärt sich dadurch auch die weit verbreitete Bedeutung von gemeinsamem Essen zum Aufbau und zur Pflege von Beziehungen. Menschen, die wir mögen, laden wir gerne zum selbst zubereiteten Essen ein. Neuerdings erfreut sich auch das gemeinsame Kochen immer größerer Beliebtheit. Am Anfang einer neuen Liebesbeziehung steht häufig ein romantisches Essen zu zweit. Nicht ohne Grund heißt es »Liebe geht durch den Magen«. Familien versammeln sich alltäglich und zu Feiern um den Esstisch. Geschäftsleute verhandeln Verträge bei einem guten Essen oder laden einander nach erfolgreichen Geschäftsabschlüssen ein. Zu einem großen Staatsbesuch gehört immer auch das festliche gemeinsame Bankett. Wenn wir sterben, kommen die Hinterbliebenen zum sogenannten Leichenschmaus zusammen.

Sozialkontakte sind nicht nur für unsere physische Gesundheit und unser Wohlbefinden wichtig. Aus heutiger Forschungssicht sind sie auch für unsere geistige Fitness von großer Bedeutung. Kurzfristig wie auch langfristig können geistige Leistungsmerkmale durch ein sozial aktives Leben in Gesellschaft mit anderen Menschen deutlich gesteigert werden. Zeit mit anderen Menschen zu verbringen und verschiedenartige soziale Kontakte zu pflegen ist einer der wesentlichen Faktoren für geistige Leistungsfähigkeit.[4]

Robin Dunbar von der University of Liverpool stellt sogar die Behauptung auf, dass erst vielfältige soziale Kontakte und das Leben in zum Teil großen Sozialverbänden dazu beigetragen haben, dass sich unser Gehirn zu einem derart leistungsfähigen Organ entwickeln konnte.

Erst die Entwicklung sozialer Strukturen hat seinen Annahmen zufolge die Evolution unseres Denkorgans vorangetrieben.[5]

Verblüffende Erkenntnisse über die Struktur des Gehirns zeigen darüber hinaus, dass sich die Gehirne von offenen, kommunikativen und kontaktfreudigen Menschen deutlich von den Gehirnen von verschlossenen und kontaktscheuen Menschen unterscheiden. Gesellige Menschen haben in zwei verschiedenen Arealen des Gehirns deutlich mehr Nervenzellen als weniger gesellige Menschen. Beide Areale stehen in Zusammenhang mit dem bereits erwähnten Belohnungssystem des Gehirns und sind in der Großhirnrinde und im Stammhirn angesiedelt. Ob die größere Ansammlung von Nervenzellen an diesen Stellen im Gehirn eine größere Kontaktfreudigkeit verursacht oder ob sich bei warmherzigen und kontaktfreudigen Menschen mit der Zeit mehr graue Zellen an diesen Stellen bilden, ist noch unklar.[6]

Die Beteiligung unterschiedlicher kognitiver Fähigkeiten im sozialen Miteinander mit anderen Menschen wurde bereits mehrfach erforscht und nachgewiesen. Gesellig lebende Menschen mit vielen Sozialkontakten verfügen danach in der Regel über eine größere geistige Fitness als isoliert lebende Menschen. Sind sozial aktive Menschen auch geistig aktivere Menschen oder bedingt eine hohe geistige Leistungskraft ein größeres Interesse auch an sozialen Kontakten? Einen direkten und ursächlichen Einfluss von sozialer Interaktion auf das Ausmaß der geistigen Fähigkeiten konnte erstmalig Oscar Ybarra von der University of Michigan 2008 nachweisen. Von 3600 Menschen im Alter von 24 bis 96 Jahren wurde das Ausmaß ihrer sozialen Kontakte erhoben. Sie wurden gefragt, wie oft sie mit Freunden, Bekannten, Kollegen und Verwandten Kontakt haben und wie oft sie sich miteinander trafen.

Gleichzeitig wurden ihre kognitiven Leistungsdaten anhand von Fragen zum Allgemeinwissen und Tests zur Kapazität des Kurzzeitgedächtnisses erhoben. Es stellte sich
heraus, dass über alle Altersgruppen hinweg die geistige
Leistungsfähigkeit umso höher ist, je aktiver soziale Kontakte gepflegt werden.[7] Geselligkeit erhöht die geistige
Leistungsfähigkeit. Man sollte also das besonders den
Frauen nachgesagte größere Kommunikationsbedürfnis
durchaus nicht belächeln – sondern dieses pflegen!

Die Richtung der ursächlichen Beeinflussung ist auch
nach diesen Untersuchungsergebnissen nicht klar. Bringt
Geselligkeit mehr Geisteskraft? Zieht eine größere Geisteskraft automatisch mehr Geselligkeit nach sich? Sind ge-
sundheitsorientiert und aktiv lebende Menschen sowohl
geselliger als auch geistig fitter?

Eine zweite Studie brachte hierzu jedoch wichtige Erkenntnisse. Eine Gruppe junger Erwachsener wurde auf
ihre geistige Leistungsfähigkeit getestet. Erhoben wurden
die Schnelligkeit, mit der sie Informationen aufnehmen
und verarbeiten konnten, sowie Daten über die Speicher-
kapazität ihres Kurzzeitgedächtnisses. Eine Gruppe durf-
te vor der Erhebung der Daten 10 Minuten mit anderen
über ein Thema diskutieren. Eine zweite Gruppe beschäftigte sich 10 Minuten mit Denkaufgaben und logischen
Rätseln. Eine dritte Gruppe sah sich 10 Minuten einen
Film an. Sowohl diejenigen, die sich vorher mit Denksportaufgaben beschäftigt hatten, als auch diejenigen, die
angeregt miteinander kommuniziert hatten, zeigten deutlich bessere Leistungsergebnisse als diejenigen, die nur
passiv einen Film gesehen hatten. Damit war erstmalig
klar, dass soziale Kontakte direkt zu einer höheren geistigen Leistungskraft führen. Der positive Effekt ist sogar
leicht größer als der Effekt von kognitiven Trainingsauf-
gaben. Die Sequenz von 10 Minuten zeigt auch, dass be-

reits kleine Einheiten von unmittelbaren Kontakten zu positiven Ergebnissen führen.[8] Wir müssen also nicht immer die große Party planen, wenngleich auch das natürlich Spaß macht. Der kleine Small Talk zwischendurch mit dem Kollegen beim Kaffee, mit der Nachbarin, mit der Freundin am Telefon oder mit der Verkäuferin, dem Kellner oder dem Briefträger reicht schon aus, um etwas für die grauen Zellen zu tun. Betreten Sie doch das nächste Mal einfach mit einem fröhlichen »Guten Tag« den Aufzug und erkundigen Sie sich nach der Befindlichkeit der anderen Fahrstuhlbesucher. Das führt zunächst sicher zu einiger Verunsicherung. Der eine oder andere ist aber vielleicht auch erfreut und geht auf die kurze Gesprächsmöglichkeit ein. Bei Reisen in den USA habe ich diese schnellen und unverbindlichen Kontaktaufnahmen überall im Alltag stets als überaus angenehm und anregend empfunden.

Warum wirken soziale Kontakte so positiv auf unsere geistige Fitness? Sicher hat das etwas damit zu tun, dass unser Gehirn bei der sozialen Interaktion auf vielen verschiedenen Ebenen gefordert ist. Viele unterschiedliche geistige Prozesse sind beteiligt und die Vernetzung im Gehirn wird gefördert. Schon von frühester Kindheit an lernen wir mithilfe der sogenannten Spiegelneuronen durch »Abgucken« von anderen Menschen. Jeder Mensch ist einzigartig und gibt uns Impulse für neue neuronale Verknüpfungen in unserem Gehirn. Schon bei einer simplen Unterhaltung über das Wetter passiert eine ganze Menge in unserem Kopf. Das Gehirn stellt fest, ob wir den Gesprächspartner kennen. Es erinnert sich an den Namen oder muss einen neuen Namen einordnen und abspeichern. Wir bemerken Besonderheiten des anderen Menschen, die wir behalten wollen, um uns beim nächsten Zusammentreffen daran zu erinnern. Die Sprache, in der wir miteinander reden können, muss erkannt und umgesetzt werden. Ort und Zeit der letzten Begegnung werden abgerufen. Gefühle werden empfunden. Sympathie oder Antipathie, Spaß am Gespräch oder Ablehnung gegenüber der Unterhaltung sowie möglicherweise Anspannung oder Aufregung werden einbezogen. Diese Gefühle sorgen dafür, dass wir das Gespräch besser behalten können. Zusätzlich wird die Umgebung erfasst. Geräusche, Gerüche und weitere Sinneseindrücke ergänzen die momentanen Eindrücke, die verarbeitet werden müssen. Nicht zuletzt muss das Gesprächsthema inhaltlich verfolgt werden. Wir müssen uns auf die Aussagen unseres Gegenübers konzentrieren und die Inhalte mit den eigenen Meinungen vergleichen. Möglicherweise wird aus dem anfänglichen Small Talk über das Wetter ein angeregtes Gespräch über interessante und anspruchsvolle Themen. Manchmal überlegen wir uns, wie wir den Gesprächspartner von unserer Meinung überzeugen können. Wir halten die Kernpunkte des Gesprächs in Erinnerung und suchen nach guten Argumenten für unsere Sichtweise. Gleichzeitig müssen wir die Perspektive wechseln und die Argumente des anderen abwägen und überprüfen. Wir gehen auf seine Erwartungen und Meinungen ein und geben unsere preis. Unter Umständen revidieren wir auch unsere eigene Meinung. Wir unterscheiden zwischen wichtig und unwichtig und filtern die für uns in diesem Moment nicht relevanten Informationen heraus. Das alles fordert und fördert unser Gehirn erheblich. Manches davon geschieht automatisch, quasi unbemerkt nebenbei. Manches erfordert unsere volle Konzentration, Aufmerksamkeit, Wahrnehmung und unsere Erinnerungsleistung. Ein simpler Austausch von Meinungen zwischen zwei Menschen trägt damit zur Schärfung von vielfältigen geistigen Fähigkeiten bei.

Die moderne mediale Welt ist mehr und mehr durch einen Rückgang der direkten Kontakte von Angesicht zu
Angesicht gekennzeichnet. Neue Umfrageergebnisse füh-
render Marktforschungsinstitute ergaben, dass rund ein
Fünftel aller Deutschen bei der Arbeit und zu Hause täglich mindestens sechs Stunden vor dem Computer ver-
bringt. Der durchschnittliche Fernsehkonsum liegt bei 4,6
Stunden pro Tag.[9] Die Zeiten, in denen sich Familien bei
Tisch gemeinsam versammeln und miteinander erzählen,
nehmen immer mehr ab. Betriebliche Weiterbildungsmaßnahmen werden zunehmend als E-Learning-Maßnahmen
konzipiert. Das hat den Vorteil zeitlicher und örtlicher
Flexibilität. Kontakte mit anderen Lernenden sind allerdings auf die virtuelle Ebene beschränkt. Zunehmend
mehr Beschäftigte haben die Möglichkeit, auch von zu
Hause aus zu arbeiten, und nutzen das nicht selten mehrfach in der Woche. Der direkte Kontakt mit den Kollegen
verringert sich dadurch. Auch die nicht nur für das Geschäft so wichtigen informellen Kontakte beim Kaffee in
der Pause reduzieren sich. Neue Mitarbeiter haben es
schwerer, sich einzuarbeiten, wenn die unmittelbaren Kollegen nicht verlässlich verfügbar und anwesend sind. Anstelle von Meetings werden mehr und mehr Telefonkonferenzen oder Videokonferenzen abgehalten. Das spart
Reisekosten für die Anreise von regional verstreut arbeitenden Projektmitarbeitern. Es fehlen allerdings die in
unmittelbarer Kommunikation beteiligten Sinnesreize.
Ein Großteil nicht nur der geschäftlichen Kommunikation wird per E-Mail abgewickelt. In der Freizeit verbringen viele Menschen viele Stunden damit, sich in virtuellen
sozialen Netzwerken miteinander auszutauschen. Selbst
äußerst private und sensible Aktionen wie Trennungen
von Paaren werden zum Teil via SMS oder Chat durchgeführt. Bereits Kinder verbringen große Teile ihrer Zeit

damit, miteinander zu chatten, anstatt sich persönlich zu treffen.

Laufen wir also Gefahr, durch die Abnahme der direkten Kommunikation zu verdummen? Entwickeln wir uns zu Kommunikations-Analphabeten? In Anbetracht der enormen Bedeutung von sozialen Kontakten für die geistige Leistungsfähigkeit ist diese Frage von Bedeutung. Wie denken Sie darüber?

Ich muss zugeben, dass ich hier zwei Seelen in meiner Brust habe. Einerseits beurteile ich die Entwicklungen negativ. Ich wünsche mir beispielsweise, dass meine beiden fast erwachsenen Söhne weniger Zeit vor dem PC verbringen und ihre Freizeit etwas abwechslungsreicher gestalten würden. Andererseits schätze ich wie viele Menschen die Möglichkeit, große Teile meiner Arbeit von zu Hause aus erledigen zu können – ohne Kontakt von Angesicht zu Angesicht zu Kollegen, Kunden oder Interessenten. Viele Verbindungen laufen über virtuelle Netzwerke und im Austausch via E-Mail und Chat. Und im privaten Bereich bieten sich ebenfalls zusätzliche Möglichkeiten und Chancen auch für die für unser Gehirn so förderlichen sozialen Kontakte. Die Jugendlichen halten selbstverständlich den Kontakt zu ehemaligen Urlaubsfreunden und Klassenkameraden, die die Schule verlassen haben, oder zu Mitschülern, die gerade im Ausland sind, aufrecht. Früher wären vielleicht einige wenige Briefe ausgetauscht worden und danach wären diese Verbindungen im Sande verlaufen. Auch ich habe über sogenannte virtuelle social Networks alte Kontakte wiederbeleben können. Und auf längeren Reisen kann man via Internet in intensiver Verbindung bleiben und Freunde und Verwandte an den Eindrücken teilhaben lassen. Das ist weit mehr als die früher übliche Grußkarte. Weiterbildungsmaßnahmen ausschließlich auf E-Learning-Basis halte ich allerdings nur bedingt für geeignet, da es Lernen unter Einbezug aller Sinne kaum bieten kann. Die Vorteile liegen zwar auf der Hand. Das Lernen ist ortsunabhängig und mit großer zeitlicher Freiheit möglich. Der direkte Kontakt zu den Mitlernenden und zu den Lehrenden fehlt jedoch. Diese sozialen Bedürfnisse werden in neuen E-Learning-Konzepten berücksichtigt, die einen Mix von Präsenzveranstaltungen und E-Learning-Komponenten bieten.

Die immer wieder aufgestellte Behauptung, dass das Internet einsam mache, ist wohl auch nicht haltbar. Eine speziell auf Deutschland ausgerichtete Studie der Freien Universität Berlin ergab, dass intensive Internet-Surfer insgesamt sogar kontaktfreudiger sind als Wenignutzer dieses Mediums. Darüber hinaus ergab sich, dass das Internet am häufigsten für kommunikative Aktivitäten genutzt wird.[10] Insgesamt ist von einer deutlichen Zunahme an Kontakten durch das Internet auszugehen.

Auch muss ja die Zunahme virtueller Kontakte nicht zwangsläufig mit einer Einschränkung direkter Kontakte einhergehen. Im Gegenteil, sie können sogar zunehmen. So werden beispielsweise in den zahlreich genutzten großen virtuellen Business-Netzwerken auch unmittelbare zwischenmenschliche Kontakte gesucht und aufgebaut. Auf diese Weise lassen sich wertvolle geschäftliche oder auch private neue direkte Kontakte knüpfen. Auch ältere Menschen können von den neuen Kontakt- und Informationsmöglichkeiten über das Internet profitieren. Wie viel leichter ist es heute für sie, am Leben und seinen Entwicklungen teilzuhaben oder mit ihren entfernt wohnenden Kindern und Enkeln in Verbindung zu bleiben, auch wenn sie vielleicht nur noch eingeschränkt mobil sind. Auch lassen sich viele alltägliche Erledigungen online leicht bewältigen. Bleibt die Frage, ob die Pflege der virtuellen Netzwerke auf Kosten der Zeit für und mit der

Familie geht? Wahrscheinlich müssen wir es noch lernen, qualitativ sinnvoll mit den neuen medialen Möglichkeiten umzugehen. Wie fast überall ist das richtige Maß
entscheidend. Vielleicht können wir dadurch sogar das
Spektrum der für unser Gehirn förderlichen Kontakte
vergrößern? Möglicherweise trägt die Entwicklung dann
zu einer verbesserten geistigen Leistungsfähigkeit bei.
Derzeit befinden wir uns mitten in einem Prozess der
Neugestaltung und damit mögen viele Risiken zu Fehlent-
wicklungen verbunden sein. Ich bin aber zuversichtlich,
dass wir und ganz bestimmt die Generation unserer Kinder einen guten Umgang mit den medialen Möglichkeiten
finden werden.

Praktische Möglichkeiten für neue Sozialkontakte

- Treffen Sie sich mit Kollegen zu kurzen Pausengesprä-
chen zwischendurch.
- Versuchen Sie, wann immer möglich und sinnvoll, Ihre
Anliegen im direkten Gespräch zu klären. Suchen Sie
Ihren Kollegen im Nachbarbüro persönlich auf, anstatt
ihm eine Mail zu schreiben. Gehen Sie direkt zum Nach-
barn, statt ihn anzurufen oder eine Mail zu schreiben.
- Verabreden Sie sich mit Ihren Kollegen zum gemeinsa-
men Mittagessen oder zu gelegentlichen Treffen nach
der Arbeit.
- Verabreden Sie sich zu einem gemeinsamen Sporttermin
nach der Arbeit.
- Engagieren Sie sich in Ihrer Freizeit ehrenamtlich.
- Besuchen Sie außerberuflich einen Workshop oder ein
Seminar zu einem Hobby und lernen Sie darüber an-
dere Menschen mit ähnlichen Interessen kennen.
- Werden Sie Mitglied in einer Berufsorganisation, einem
Verein im Freizeitbereich, in einer sozial engagierten

Gruppe, einer politischen Partei oder ähnlichen Organisationen. Bringen Sie sich aktiv ein.

- Organisieren Sie regelmäßige Treffen mit guten Freunden. Finden Sie eine Aktivität, die allen Spaß macht, und verabreden Sie sich hierzu.

- Rufen Sie alte Freunde, die Sie lange nicht mehr gesehen haben, wieder an und beleben Sie eingeschlafene Kontakte wieder.

- Sprechen Sie mit den Menschen: Auch mit dem Postboten, dem Pizzaboten, dem Fensterputzer oder dem Nachbarn kann man Small Talk halten.

- Wenn Sie oft von zu Hause aus arbeiten, knüpfen Sie Kontakt mit anderen Homeworkern in der Nachbarschaft. Treffen Sie sich mit ihnen zur gemeinsamen Mittags- oder Kaffeepause.

- Arbeiten Sie mit Ihrem Laptop nicht nur zu Hause. Gehen Sie in ein Café, in eine Bibliothek, in einen Park oder an einen anderen belebten Ort und arbeiten Sie dort. Nehmen Sie sich zwischendurch auch hier die Zeit zur Kontaktaufnahme.

- Pflegen Sie familiäre Verbindungen. Planen Sie ein Familientreffen. Kümmern Sie sich um Eltern, Geschwister, Kinder und Enkelkinder. Zeigen Sie Interesse für ihre Belange. Organisieren Sie einmal im Jahr ein Zwei- oder Drei-Generationen-Treffen.

- Suchen Sie bewusst Kontakt zu alten Menschen. Ihr reichhaltiger Erfahrungsschatz ist interessant und bereichert die eigenen Sichtweisen.

- Suchen Sie Kontakt zu Kindern. Lassen Sie sich inspirieren von ihrer Spontaneität und ihrer Kreativität. Spielen Sie wieder einmal ausgelassen mit Kindern.

- Legen Sie Vorurteile gegenüber anderen Menschen und ihren Themen beiseite. Lassen Sie sich auch auf vermeintlich langweilige, kritische und fremde Themen ein. Seien Sie offen für anders denkende und anders lebende Menschen.

■ Falls Sie kleine Kinder haben, engagieren Sie sich in den Elternverbänden der Kindergärten und Schulen. Sie unterstützen nicht nur Ihr Kind, sondern lernen viele Eltern kennen.

Die Kraft guter Gedanken und Gefühle
Die Bedeutung mentaler Ressourcen

Nur wer geistig fit ist und Lust auf Lernen hat, kann sich langfristig Lebensqualität in Alltag, Freizeit und Beruf sichern. Wie bekommen wir aber Lust auf Lernen und Denken? Lernen und Denken funktionieren immer dann besonders gut, wenn wir uns wohlfühlen und es uns gut geht. Wenn wir mit Interesse an einer Sache arbeiten, wir uns für etwas begeistern können und es spannend und reizvoll finden, gelingt uns die Erledigung der Aufgaben am besten. Wenn unsere Leidenschaft für ein Thema entflammt ist, brennen wir voller Energie dafür. Der Philosoph Heraklit sagte: »Lehren heißt nicht ein Fass zu füllen, sondern eine Flamme zu entzünden.« Wenn wir herausfordernde und für uns interessante Aufgaben lösen, verstehen und begreifen, wenn uns etwas gut gelingt, dann fühlen wir uns wohl und sind glücklich. Glück und Wohlbefinden beflügeln uns. Weiteres Lernen und Denken fällt dann leichter. Angenehme Gefühle fördern die Bildung neuer neuronaler Verknüpfungen. Innovatives und kreatives Denken gelingen besser. Wir können uns leichter Neues erschließen. Sind wir dagegen traurig, niedergeschlagen, schlecht gelaunt oder fühlen uns stark unter Druck gesetzt, so können wir nicht gut lernen und denken. Schon alltägliche Anforderungen überfordern uns dann.

Lange Zeit glaubte man, ein autoritärer Führungs-, Lehr-
oder Erziehungsstil fördere die menschliche Leistung.
Diese Auffassung lässt sich vor dem Hintergrund neuer
Ergebnisse der Hirnforschung nicht aufrecht halten. Der
Mensch ist von Natur aus auf Wohlbefinden und gute Gefühle programmiert. Wir versuchen zu vermeiden, was
uns schadet, und suchen danach, was uns guttut. Dabei
hilft uns das im Gehirn befindliche eigene Belohnungssystem. Tief im Inneren unseres Gehirns, im so genannten
limbischen System, befindet sich eine Gruppe von Neuronen, die auf lustvolle Reize wie zum Beispiel Essen,
Freude und Sex sowie andere mit angenehmen Gefühlen
verbundene Aktivitäten reagiert. Wenn wir uns wohlfühlen und wenn wir uns freuen, wird in dieser Region des
Gehirns der Botenstoff Dopamin gebildet. Dopamin
treibt uns an. Bereits wenn wir Freude, Lust und Vergnü-
gen nur erwarten, bewirkt er, dass wir aktiv werden.[1] Wir
überwinden unseren inneren Schweinehund und entwickeln Interesse, Fantasie und Begeisterung. Anfangen und
anpacken heißt jetzt unsere Devise. Dopamin wird in verschiedene Hirnregionen transportiert. Wird es im Frontal-
hirn freigesetzt, so erhöht sich unsere Aufmerksamkeit
und wir können klarer denken. Wir können die aktuell für
uns wichtigen Informationen besser, schneller und in größerer Menge verarbeiten. Sind Ergebnisse besser als von
uns erwartet, so bewirkt das freigesetzte Dopamin, dass
in unserem Gehirn opiumähnliche Stoffe gebildet werden,
die sogenannten Glückshormone beziehungsweise Endorphine. Wir erleben Freude durch Erfolg und sind motiviert
weiterzumachen.[2] So lernen und arbeiten wir mit Spaß.

Erfolgsorientierung anstatt der vielfach verbreiteten
Fehlerorientierung kann also entscheidend zur Verbesse-
rung unserer geistigen Fähigkeiten beitragen. Lernen und
Denken müssen nicht anstrengend und mühsam sein.

Autoritäre Lenkung ist nicht nötig. Lernen und Denken können und sollten vielmehr Glück bringende Tätigkeiten sein, die unser Wohlbefinden und unsere Lebensqualität steigern. Die Lust an Lernen und Denken in allen Lebens- und Arbeitsbereichen zu neuem Leben zu erwecken, das ist aus meiner Sicht die wichtigste zukunftsweisende Aufgabe in unserer Gesellschaft.

Jeder von Ihnen kennt wahrscheinlich Situationen und Aufgaben, die er als besonders herausfordernd erlebt hat und bei denen er fast schon aufgegeben hätte. Der Reiz des möglichen Erfolgs hat uns angetrieben weiterzumachen. Auf einmal ist das Aha-Erlebnis da und wir haben eine Lösung gefunden. Eine harte Nuss zu knacken macht riesigen Spaß und große Freude. Wir fühlen uns äußerst wohl und streben nach weiteren Erfolgen. Wir sind motiviert, neue Herausforderungen anzunehmen, trauen uns mehr zu und strengen uns für weitere Ziele und Erfolge an.

Bei kleinen Kindern können wir diese Prozesse beispielsweise sehr gut beobachten, wenn sie die ersten selbstständigen Gehversuche unternehmen. Immer wieder fällt das Kind hin. Es beobachtet aber bei anderen Menschen, dass sie laufen können, und möchte es unbedingt auch selber schaffen. Es lässt sich nicht entmutigen. Immer wieder steht es auf und versucht erneut, einen Fuß vor den anderen zu setzen. Die große Anstrengung ist ihm anzusehen. Irgendwann schafft es die ersten selbstständigen Schritte. In dem Gesicht des Kindes spiegelt sich jetzt unendlich große Freude wieder. Sein Gehirn ist in diesem Moment geradezu überschwemmt von Glückshormonen. Angetrieben von diesem großen Glücksempfinden, macht es weiter und versucht, sich zu verbessern.

Ausdauersportler berichten hin und wieder von rausch-ähnlichen Glücksgefühlen zum Beispiel bei sehr langen

Läufen in freier Natur. Auch hier sind Glückshormone im Spiel. Immer dann, wenn wir etwas leisten, das uns gut-tut, wir unsere Fähigkeiten ganz einbringen können und dadurch zu guten oder vielleicht sogar zu besseren Ergeb-nissen kommen, als wir sie uns zugetraut haben, kommen wir in einen durch Hormone gesteuerten Glücksrausch. Ein wahrer Cocktail aus Dopamin, Glückshormonen und weiteren aktivierenden Hormonen beflügelt uns und lässt uns die Welt durch die rosarote Brille sehen. Wir empfin-den Glück und Wohlbefinden durch persönliche Erfolge.[3] Glück und Wohlbefinden selbst sorgen wiederum dafür, dass wir unsere Leistung steigern und neue Erfolge erzie-len können.

Warum ist es wichtig, mehr über Glück und das, was uns glücklich und zufrieden macht, zu wissen? Wenn wir wis-sen, wie wichtig Glück für unser Leistungsvermögen ist, was Glück konkret für uns bedeutet und wodurch wir zu guten Gefühlen gelangen, werden wir fähig, unsere Reak-tionen auf bestimmte, auch negative Reize positiv zu ver-ändern. Dadurch können wir auch in unbefriedigenden Situationen mit unveränderlichen Rahmenbedingungen eine für uns erlebbare Zufriedenheit erreichen. Und damit reduzieren wir unser Stresspotenzial.

Die noch junge Disziplin der Glücksforschung zeigt Ansätze für die Gestaltung einer erfreulichen und positi-ven Lebensweise. Wissen über Glück hilft, das eigene Le-ben sinnvoll und Glück bringend zu gestalten. Glück steigt nicht in gleichem Maße wie der Lebensstandard. Diese und andere Ergebnisse der Glücksforschung fließen neuerdings vermehrt auch in die politische und gesell-schaftliche Arbeit ein. In Deutschland sind beispielsweise mit dem Schulfach »Glück« an der Heidelberger Willy-Hellpach-Schule erste überaus positive Erfahrungen gemacht worden. Als oberstes Lernziel beschreibt der Initiator und Schulleiter Ernst Fritz Schubert den Wunsch, durch eine Stärkung der Persönlichkeit auf ein sinnvolles und gelingendes Leben in heiterer Gelassenheit vorzubereiten.[4] Schon in der amerikanischen Verfassung ist das Recht auf ein glückliches Leben verankert. In dem Staat Bhutan wurde in einer umfangreichen Erhebung versucht herauszufinden, was die Bürger glücklich macht. Aufbauend auf den gewonnenen Erkenntnissen, wurde als wesentliche Aufgabe der Politik beschrieben, dafür Sorge zu tragen, möglichst vielen Menschen zu möglichst großem Glück zu verhelfen.[5] Dies sind nur einige Beispiele für einen beginnenden Wandel.

Glück und Wohlbefinden entstehen nicht durch die Androhung von Strafe bei Fehlern oder Misserfolg. Damit wird uns die Chance für Denken und Lernen mit guten Gefühlen und Freude genommen – also auch die Chance auf möglichst leichtes Denken und Lernen. Jeder Mensch meidet Aufgaben, die mit unangenehmen Konsequenzen und negativer Kritik bei Misserfolg verbunden sind. Kann er diese Aufgaben nicht umgehen, so wird er weniger konzentriert und engagiert arbeiten und häufiger Fehler machen. Im Extremfall kommt es zum völligen Blackout. Vielleicht haben Sie das selber schon einmal in extremen Belastungsphasen oder Prüfungssituationen leidvoll erlebt. Wenn wir dagegen keine negativen Konsequenzen fürchten müssen, aber auf positive Belohnung hoffen dürfen, stellt sich Motivation von ganz alleine ein. Können wir unsere Fähigkeiten sinnvoll einsetzen und erfahren wir Anerkennung für das, was uns gut gelingt, so spornt uns das an. Neue anspruchsvolle Aufgaben können wir leichter bewältigen.

Das amerikanische Meinungsforschungsinstitut Gallup veröffentlicht in seinem Engagement Index 2008 Zahlen, wonach nur 13 Prozent der Beschäftigten in Deutschland hoch engagiert arbeiten, 67 Prozent Dienst nach Vorschrift machen und 20 Prozent bereits innerlich gekündigt haben. Die dadurch entstehenden Kosten und die damit verbundenen wirtschaftlichen Folgen für die einzelnen Unternehmen und auch für die gesamte Volkswirtschaft werden als erheblich benannt. Wer könnte die persönlichen Kosten, die die vielen unmotivierten Menschen zu tragen haben, beziffern?

Der hohe Anteil von nicht oder nur sehr gering motivierten und wenig engagierten Mitarbeitern wird auf Fehler in der Personalführung zurückgeführt. Viele Beschäftigte bemängeln, dass sie zu wenig Anerkennung im Beruf erhalten.[6] Mit ausschließlich ergebnisorientiertem Denken, kurzen Zeitvorgaben und ohne Berücksichtigung des Bedürfnisses nach Lob und Anerkennung ist Erfolg nicht dauerhaft haltbar. Erst eine gute Mischung aus herausfordernden Aufgaben, Zutrauen in die Fähigkeiten und Kompetenzen, Gestaltungsspielräumen bei der Arbeitsausführung sowie Lob und Anerkennung ermöglicht herausragende Leistungen und Erfolge.

Ein Lob auszusprechen scheint für viele von uns gar nicht so einfach zu sein. Mit negativer Kritik sind wir dagegen fast alle schnell zur Hand. Das haben wir bereits in unserer Kindheit gelernt. Schon in der Schule lag das Hauptaugenmerk auf den Fehlern. Der Rotstift regierte. Die Anzahl der Fehler war im Mittelpunkt der Betrachtung, nicht die Anzahl der richtig und gut gelösten Aufgaben. Dabei sind beispielsweise in einem Diktat eines Textes von hundert Wörtern mit zehn davon falsch geschriebenen Wörtern immer noch stolze 90 Wörter fehlerfrei. Selten erhält ein Schüler dafür ein Lob. Dabei wäre das eine gute Möglichkeit, ihn zu motivieren, genau da weiterzumachen, wo er etwas schon gut kann.

Da lohnt es sich, sich mehr anzustrengen. Weitere Lernerfolge werden leichter möglich und der damit verbundene Spaß spornt an. Das Zutrauen in die eigenen Fähigkeiten motiviert mehr als alles andere. Das Gefühl zu versagen, schaltet dagegen die hirneigene Belohnungszentrale ab.

Auch im Arbeitsleben überwiegt leider die Orientierung an Fehlern, Problemen und Schwierigkeiten. Das Erreichen von hochgesteckten Zielen wird selbstverständlich erwartet. Werden Fehler gemacht oder Ziele nicht erreicht, so folgen unangenehme Gespräche oder sogar weiter reichende Konsequenzen bis hin zum Verlust des Arbeitsplatzes.

Wann haben Sie das letzte Mal jemanden gelobt? Nutzen Sie jede Gelegenheit. Das ist nicht einfach. Schließlich müssen fest verankerte und über Jahre aufgebaute Denkstrukturen und Verhaltensmuster verändert werden. Loben Sie möglichst ohne »Wenn« und »Aber« und wo immer möglich unmittelbar. Passt es wirklich gerade nicht, dann können Sie es sich notieren, wenn Ihnen an Ihrem Kollegen, Mitarbeiter oder Schüler etwas auffällt, was ihm gut gelungen ist oder wo er sich positiv verhalten hat. Sprechen Sie Ihr Lob dann nachträglich aus. Solche Notizen helfen, das so wichtige Loben nicht zu vergessen, und lenken den eigenen Fokus auf die lobenswerten Verhaltensweisen der Mitmenschen. Wahrscheinlich erleben Sie mit der Zeit, dass sich ein ehemals demotivierter und unangenehmer Mitarbeiter oder Kollege wandelt und motiviert und engagiert ist. Vielleicht entschärfen sich die immer gleichen Zankereien und Frustrationen mit Ihren Kindern. Möglicherweise entwickeln Ihre Schüler Spaß und Freude an Ihrem Unterricht. Sowie Sie Ihre Sichtweise ändern, verhalten Sie sich auch anders. Und dadurch

verändern Ihre Mitmenschen sich und ihr Verhalten ebenfalls. Das irritiert vielleicht anfangs. Am Ende gelingt das
Alltags- und Arbeitsleben aber wahrscheinlich besser.

Nicht nur die großen und spektakulären Erfolge beflügeln
uns. Forschungen zeigen, dass auch schon schöne Musik,
ein freundliches Wort, ein schönes Bild, der freundliche
Blickkontakt mit einem Menschen oder ein Stück Schokolade das Belohnungssystem aktivieren. Gleichzeitig lässt
die Aktivität in den Regionen des Gehirns, die bei Angst
und anderen unangenehmen Empfindungen beteiligt sind,
nach.[7] Auch emotional positive Wörter aktivieren das Belohnungssystem. Achten Sie darauf, wie Sie mit anderen
Menschen kommunizieren. Legen Sie besonderen Wert
auch auf Ihre innere Kommunikation mit sich selbst.
Überwiegen die positiven, zuversichtlichen und freundlich formulierten Aussagen? Oder überwiegen negative,
zweifelnde oder vielleicht sogar anklagende Äußerungen?
Verwenden Sie, wo immer möglich, in Ihrer Kommunikation die positive Form. Für jede Aussage »Ich kann nicht,
ich will nicht, ich mag nicht …« gibt es eine umgekehrte,
eine positive Formulierung. Besser ist es, wenn Sie sagen,
was Sie können, wollen oder mögen, anstatt darüber zu
sprechen, was Sie nicht können, wollen oder mögen.

Die Aufmerksamkeit auf die eigene Sprache können Sie
einüben. Verbieten Sie sich beispielsweise einen Tag lang
die Benutzung des Wortes »nicht«. Vielleicht werden Sie
erstaunt sein, wie schwer das ist. Wenn nicht, umso besser.
Dann gelingt Ihnen positive Kommunikation vermutlich
bereits recht gut. Sie können auch ein Tagebuch der positiven Gedanken und Ereignisse führen, um die Ausrichtung
Ihrer Gedanken auf das Positive zu üben und zu stärken.
Es kann ein ganz großer Erfolg sein, den Sie erreicht haben. Oft sind es aber die vielen kleinen Momente, die uns

Zufriedenheit und Glücksgefühle bescheren und die wir in der alltäglichen Hektik wenig beachten: der Spaziergang am Abend, das Glas Wein gemeinsam mit einem Freund, ein gutes Gespräch, ein spontaner Besuch. Indem Sie hierauf mehr achten, stärken Sie Ihre Selbstwahrnehmung und damit Ihre Selbstachtung. Und Sie genießen intensiver, eine wesentliche Quelle für die Regeneration nach anstrengender Arbeit. Mit der Zeit werden Sie wahrscheinlich feststellen, dass sich der Fokus Ihrer Gedanken nicht nur im Privatleben auf die für Sie angenehmen Dinge verlagert. Und damit gewinnen Sie an Lebensqualität. Mark Aurel hat das treffend zum Ausdruck gebracht: »Das Glück deines Lebens hängt von der Beschaffenheit deiner Gedanken ab.«

Unsere Gedanken werden durch Gefühle beeinflusst und umgekehrt verändern unsere Gedanken unsere momentane Gefühlslage. Lust und Unlust, Glück und Schmerz sowie Begeisterung und Frustration liegen eng beieinander und üben großen Einfluss auf das Gelingen oder Misslingen unserer geistigen Aktivitäten aus. Unser Gehirn ordnet den Informationen aus der Umwelt Bedeutungen zu. Bedeutungen haben ihren Ursprung in unseren emotionalen Erfahrungen. Erst Verstand und Gefühl zusammen bilden eine Einheit, die uns zu guten Entscheidungen befähigt.[8]

Gefühle sind in vielen Alltagssituationen im Spiel und beeinflussen unsere Aufmerksamkeit und unsere Merkfähigkeit. Wenn wir im Kino sitzen und herzhaft lachen oder vielleicht zu Tränen gerührt sind, können wir uns an die Inhalte dieses emotional berührenden Films dauerhafter erinnern als an viele der sachlich und eher nüchtern dargebotenen Inhalte einer Nachrichtensendung. Wird allerdings in den Nachrichten über Ereignisse berichtet, die uns stark berühren, behalten wir die Inhalte und ihre Darbietung ebenfalls gut in Erinnerung. Berichte über den Mauerfall, Berichte zum Terroranschlag am 11. September 2001 in New York oder Berichte über spektakuläre Ereignisse aus der Raumfahrt sind nur einige Beispiele hierzu.

Wenn wir uns freuen und positiv gestimmt sind, erleben wir unsere Umgebung offen und facettenreich. Wir nehmen sehr viel mehr wahr. Starke positive Gefühle verbessern unser Gedächtnis und unsere geistigen Fähigkeiten. Wir behalten das Wesentliche und die große Linie leichter in Erinnerung. Etwas, das uns überhaupt nicht emotional berührt hat, gerät schnell in Vergessenheit. »Das werde ich wohl nie vergessen«, sagen wir in der Regel nur dann, wenn uns eine Sache stark bewegt hat. Deshalb behalten wir auch Geschichten, in die wir selbst involviert sind und die uns unter die Haut gehen, viel besser als nüchterne Fakten.[9]

Wenn wir von sehr negativen Gefühlen überrollt werden, schränkt sich unser Wahrnehmungsfeld ein. Wenn wir große Angst haben, fällt es schwer, einen klaren Gedanken zu fassen. Wir fühlen uns bedroht. Das uralte Programm von Flucht oder Kampf wird gestartet. Wir entwickeln einen Tunnelblick und können uns nur noch auf das jetzt für uns Bedrohliche konzentrieren. Gesamtzusammenhänge und der große Überblick gehen verloren. Bildlich gesprochen sehen wir den Baum, der droht auf uns zu fallen, aber nicht mehr den Wald, in dem der Baum steht. Dieses Verhalten kann für uns durchaus überlebenswichtig sein. Die Information allein, dass ein Baum droht umzufallen, reicht nicht aus, um unser Verhalten sinnvoll zu steuern. Erst das Gefühl von Angst und Bedrohung macht die einzig sinnvolle Entscheidung, nämlich schnell wegzulaufen, möglich. Gesteuert wird dieser Prozess von der sogenannten Amygdala, auch Mandelkern genannt. Sie ist Teil des limbischen Systems, einer Region in unserem Gehirn, die, wie bereits erläutert, für die Steuerung von Gefühlen zuständig ist. Die Amygdala ist beteiligt, wenn Gefahren blitzschnell erkannt werden müssen, um rechtzeitig und richtig darauf zu reagieren. Eine Verletzung oder Zerstörung dieses Teils unseres Gehirns führt zum Verlust von Furchtempfinden. Die mitunter lebenswichtigen Abwehrreaktionen funktionieren dann nicht mehr. Wir würden zum Beispiel immer wieder auf eine heiße Herdplatte greifen und uns verbrennen. Das Warnsignal »Finger weg, die Platte ist heiß, das tut weh!« gäbe es nicht. Erst die Angst vor Verbrennung schützt uns vor falschen Entscheidungen.[10]

Haben allerdings Kinder in der Schule Angst, so nehmen sie den zu lernenden Stoff nicht vollständig auf. Unter Angst verschlechtern sich die Leistungen. Lernen mit Druck und unter Angst gelingt nicht erfolgreich. Haben Mitarbeiter Angst, etwas falsch zu machen und deswegen ihren Job zu verlieren, oder erleben sie großen Druck am Arbeitsplatz, setzen die Flucht- oder Angriff-Prozesse im Gehirn ein – auf Kosten der Denk- und Konzentrationsfähigkeit. Sie machen vermehrt Fehler. Dadurch entsteht wiederum neue Angst. Der Mitarbeiter arbeitet nicht so gut, wie er könnte. Er ist demotiviert, nicht engagiert und wird unter Umständen häufig krank. Das ist menschlich ein Desaster und auch die wirtschaftlichen Folgen sind erheblich.[11]

In hitzigen oder kontroversen Diskussionen versuchen wir manchmal, Gefühle auszuschalten. Dann heißt es »Nun lasst uns mal wieder sachlich reden« oder »Jetzt bleib doch mal bei der Sache und reagier nicht immer gleich so emotional«. Ein wenig Abkühlung mag gelegent-

lich richtig sein, aber unser Handeln und Denken gänzlich
auf den nüchternen Verstand zu reduzieren ist nicht ratsam. Denn ohne Gefühle sind wir nichts. Erst sie helfen
uns, im Dschungel der auf uns einströmenden Reize zu
überleben. Durch sie können wir uns in einer Welt zurechtfinden, in der wir allein mit unserem Verstand verloren wären.

Jede Sekunde unseres Lebens werden wir von einer unendlich großen Zahl von Reizen und Informationen aus
der Umwelt überflutet. Über unsere Sinnesorgane nehmen wir sie wahr. Sie werden an verschiedene Regionen
des Gehirns weitergeleitet und von dort an eine Region,
die so etwas wie eine Einlasskontrolle, quasi ein Türsteher
ist. Hier wird entschieden, wer tatsächlich Einlass be-
kommt und wer nicht. Alles, was neu, aufregend oder anregend, wichtig, bedeutsam, interessant und/oder emotional stark berührend ist, wird zur weiteren Verarbeitung
zugelassen und festgehalten. Alles, was für unsere momentanen Absichten und Handlungen nicht wichtig ist
und belanglos erscheint, wird sofort in den Papierkorb ge-
worfen. Es hinterlässt keine bleibenden Spuren. Wenn wir
uns zum Beispiel auf einer Party angeregt mit ein paar anderen Gästen im kleinen Kreis unterhalten, nehmen wir
die vielen Gespräche um uns herum nicht inhaltlich auf.
Wir registrieren nur die Geräuschkulisse als Ganzes und
nehmen wahr, ob es laut oder leise ist. Nur die Themen
unserer unmittelbaren Gesprächspartner sind momentan
für uns wichtig. Nennt oder ruft plötzlich jemand irgendwo anders unseren Namen, so reagieren wir unmittelbar
darauf. Wir drehen unseren Kopf in die Richtung, aus der
wir unseren Namen gehört haben. Wir wollen wissen, wer
uns gerufen hat und warum. Unser persönliches Interesse
ist geweckt. Auf einmal ist von der Vielzahl der vorher
für uns unbedeutenden Einzelgeräusche eines wichtig ge-

worden. Es hat Einlass in unser direktes Bewusstsein bekommen.

Erst dadurch, dass wir auf Basis unserer Gefühle bewerten, auswählen und aussortieren, wird die Flut der Informationen auf ein erträgliches und für uns handhabbares Maß reduziert. Würden wir jeden Reiz, der auf uns einströmt, bewusst wahrnehmen, so wären wir damit völlig überfordert. Wir könnten uns nicht auf das Wesentliche konzentrieren. Gefühle haben also eine wichtige Filterfunktion. Wir tun gut daran, sie ernst zu nehmen, anstatt sie zu verdrängen.

Praktische Anregungen für Glück, Lust und Erfolg bei geistigen Aktivitäten

- Suchen Sie bewusst nach Situationen, Orten oder Stimmungslagen, in denen es Ihnen gut geht und Sie sich wohlfühlen. Im Laufe der Zeit fällt es Ihnen immer leichter, sich in eine gute Stimmungslage zu versetzen. Manchmal reicht dann das bloße Denken an angenehme Situationen, um sich in eine günstige Verfassung für geistige Aktivitäten zu bringen.
- Suchen Sie sich Beschäftigungen, die Sie geistig herausfordern, aber nicht überfordern. Testen Sie immer wieder Ihre persönliche Leistungsgrenze. Dinge, die Sie quasi mit links erledigen können, bringen keine Glücksgefühle.
- Suchen Sie sich positiv formulierte und herausfordernde Ziele, für die Sie sich begeistern können. Allein die Erwartung von Erfolg führt dazu, dass im Gehirn Botenstoffe ausgeschüttet werden, die Ihnen Lust und Glück bringen.
- Führen Sie ein Tagebuch der positiven Gedanken und Ereignisse. Tragen Sie jeden Tag etwas ein, das Ihnen

gut getan hat, das Ihnen gefallen hat oder wobei Sie erfolgreich waren. Ihre Gedanken werden sich mit der
Zeit immer mehr auf die Themen ausrichten, die Ihnen
gut gelingen und die mit Gefühlen von Glück und
Wohlbefinden einhergehen.

- Loben Sie es, wenn jemand etwas besonders gut gemacht hat oder Sie sich über ein Verhalten gefreut haben.
Teilen Sie es dieser Person mit. Wenn Sie die Person
nicht sofort loben können, machen Sie sich dazu eine
Notiz, damit Sie es bei nächster Gelegenheit nachholen.

- Vielleicht verabreden Sie sich einige Male im Familien-
kreis zum Loben, beispielsweise beim Abendessen am
Sonntag. Das mag zunächst lächerlich erscheinen, ist
aber eine wirklich einprägsame Erfahrung: Erzählen Sie
einander, was Ihnen in der Woche positiv aufgefallen
ist. Nach ein, zwei solcher merkwürdigen Verabredungen wird Ihre Aufmerksamkeit hinsichtlich der vielen
positiven Erfahrungen miteinander geschärft sein. Sie
werden es sofort bemerken, wenn jemand etwas gut
macht, und es ihm gleich sagen.

- Führen Sie auch im Berufsalltag regelmäßig Gespräche
über lobenswerte Ereignisse. Dadurch richten Sie Ihren
Fokus immer mehr auf das, was Ihren Mitarbeitern gut
gelingt. Die Fehler thematisieren Sie nicht mehr als unbedingt nötig. Damit schaffen Sie ein motivierendes
Klima und erhöhen die Leistung der Mitarbeiter.

- Auch als Kollege kommt es gut an, wenn Sie Ihre Kollegen loben. Das trägt zu einer entspannten Atmosphäre
bei und verbessert das Arbeitsklima.

- Als Lehrer können Sie vor allem die guten Leistungen
Ihrer Schüler betonen. Manche Lehrer nutzen zusätzlich zum Rotstift einen grünen Stift und markieren Positives und schreiben positive Kommentare unter die
Arbeiten, auch unter die weniger gut ausgefallenen.

- Wenn Sie loben, dann tun Sie es ohne »Wenn« und »Aber«. Loben Sie ehrlich und überzeugend dann, wenn Lob angebracht ist.
- Loben Sie sich auch selbst. Führen Sie sich immer wieder vor Augen, was Sie können und worin Sie gut sind. Analysieren Sie Fehler nüchtern und nutzbringend. Sagen Sie zu sich »Das habe ich gut gemacht!«, wenn Ihnen etwas gut gelungen ist.
- Alles geht leichter, wenn Sie lächeln. Sie gewinnen Vertrauen, entschärfen Konflikte und bekommen Lächeln zurück. Zeigen Sie Ihrem Gegenüber freundlich die Zähne. Suchen Sie dabei freundlichen Blickkontakt.
- Erleichtern Sie sich die Bewältigung von Problemen und Schwierigkeiten, indem Sie Ihre Gedanken positiv ausrichten. Versuchen Sie, durch positive Selbstgespräche das Erreichen eines Ziels zu beeinflussen. Erzeugen Sie eine positive Stimmung und Gefühlslage. Beispiele für positive innere Selbstgespräche: »Ich schaffe das!«, »Ich packe das jetzt an!«, »Ich bleibe ruhig und gelassen!«, »Ich traue es mir zu!«, »Ich bin gut vorbereitet!«
- Orientieren Sie sich an Erfolgen und an Zielen. Betreiben Sie keine unnötige Ursachenforschung. Bleiben Sie gelassen bei Misserfolgen. Blicken Sie auf das, was schon gut funktioniert.
- Beobachten Sie Ihren Sprachgebrauch und achten Sie auf die Vermeidung von Worten wie »Nein« und »nicht«. Versuchen Sie, immer positive Formulierungen zu wählen.

Die Lust auf Neues
Warum wir immer neue Herausforderungen brauchen

Sicherlich kennen Sie viele Situationen, in denen Sie gespannt und neugierig auf neue Entwicklungen, auf Veränderungen oder besondere Erlebnisse waren. Das kann die Freude auf den ersten Arbeitstag im lang ersehnten neuen Job ebenso sein wie beispielsweise die Vorfreude auf eine Reise. Manchmal suchen wir nach aktuellen Informationen über andere Menschen, Dinge oder Ereignisse. Ein anderes Mal faszinieren uns die Möglichkeiten, die ein neues technisches Gerät bietet. Ab und an haben wir auch das Bedürfnis, uns selber zu verändern. Wir wechseln die Haarfarbe, die Frisur, verändern unseren Kleidungsstil und sind gespannt auf die Reaktionen unserer Mitmenschen. Manch einer begeistert sich auch für immer neue Extremerfahrungen, für Abenteuerreisen oder Extremsportarten.

Die entscheidende Basis für das alles ist menschliche Neugier. Was ist Neugier und was hat sie mit unseren geistigen Fähigkeiten zu tun?

Neugier ist das Streben nach Neuem und Unbekannten, nach neuen Menschen, neuen Erlebnissen und neuem Wissen. Wir versuchen, zu erfahren, was wir noch nicht kennen, und zu denken, was wir noch nicht gedacht haben. Reize der Umwelt wecken dabei in unterschiedlichem Maß unsere Neugier. Die genetische Grundlage für neugieriges

Verhalten tragen wir alle gleichermaßen in uns.[1] Die Bereitschaft, Erfahrungen zu machen und sich mit neuen Themen auseinanderzusetzen, ist angeboren. Dennoch ist Neugier bei den Menschen unterschiedlich stark ausgeprägt.
Die Weichen dafür werden bereits im Sandkastenalter gestellt. Weniger offene Kinder mit Vorlieben für immer gleiche Spiele und Spielumgebungen werden auch als Erwachsene eher an Gewohnheiten festhalten. Kinder, die in einer
anregenden und vielfältig die Sinne reizenden Umgebung
aufwachsen, entwickeln eine größere Bereitschaft sich auf
Neues einzulassen. Besonders dann, wenn sie Anerkennung für neugieriges und experimentierfreudiges Verhalten
erfahren, prägt sich dauerhaft und stabil eine neugierige
Persönlichkeit aus. Eine Kombination aus unserer geneti-
schen Grundlage und der mehr oder weniger starken Förderung durch unsere Umwelt und die uns umgebenden
Menschen prägt das Ausmaß unserer Neugierde im Leben.

Neugierde war und ist nicht immer mit positiven Attributen verbunden. Im alten Griechenland galt sie als Tugend.
Aristoteles verwies auf einen angeborenen Wunsch nach Informationen. Im alten Rom galt Neugierde als etwas Erstre-
benswertes. Cicero sprach von der Liebe dazu, etwas zu lernen und Wissen zu erwerben. In das festgefügte Weltbild
der Kirche im Mittelalter passten Wissbegierde und Neugierde dagegen nicht. Die Zeit der Aufklärung differenzierte
zwischen positiver Neugier, dem Wunsch nach Wissen, und
negativer Neugier, der Einmischung in die Angelegenheiten
anderer Menschen. Auch heute erfahren Menschen, die
übermäßig neugierig sind und dabei zu stark in die Privat-
sphäre anderer eindringen, Ablehnung. Voyeurismus ist
eine extreme Form der negativen Art von Neugier.

Überwiegend gilt Neugier, das Interesse an Neuem,
allerdings heute als positiv und förderlich für die persönliche Entwicklung.

Neugierde ist ein idealer Antrieb für Lernen und geistige Leistungsfähigkeit. Alle Entwicklungen und Neuerungen beruhen letztlich auf dem Wunsch, etwas zu entdecken, was wir noch nicht kennen oder wissen. Ohne Neugier hätte es bahnbrechende Erfindungen niemals geben können. Geistige Höchstleistungen hatten ihren Ursprung in dem Wunsch nach Ergründung von Unbekanntem. Dabei darf nicht übersehen werden, dass die Erkundung von Neuem auch mit großen Gefahren verbunden sein kann; immer wieder bezahlen Forscher für ihren Forscherdrang sogar mit dem Leben. Doch viele für die Menschheit bedeutsame Entwicklungen wären beziehungsweise sind ohne ihre Neugier und ohne ihren Einsatz nicht denkbar.

Neugierige Menschen haben ein besonders gut und dicht vernetztes Gehirn. Sie können schnell denken, konzentriert arbeiten, leicht mit neuen Fragestellungen umgehen und sind geistig flexibel, aktiv und kreativ. Schon für Leonardo da Vinci war das erste geistige Prinzip die Neugier auf das Leben und das Verlangen nach fortwährendem Lernen. Auch Albert Einstein hat gesagt: »Ich habe keine besondere Begabung, sondern bin nur leidenschaftlich neugierig.« Neugier hilft uns, unsere geistigen Fähigkeiten auszubilden und zu erhalten. Erst das aktive und neugierige Erkunden unserer Umwelt trägt zur Bildung von Erfahrungswissen und zur Entwicklung, zum Ausbau und zur Veränderung neuronaler Verknüpfungen bei. Nicht Verharren in alten Denkmustern, sondern Aufgeschlossenheit gegenüber Neuem hilft uns, unsere geistigen Kräfte zu entfalten und zu verbessern.

Neugier ist grundlegend für geistige Leistungskraft. Eine anregende und unsere Aufmerksamkeit fesselnde Umgebung unterstützt uns dabei. Langweilige Routinen

und immer gleichbleibende Umgebungen sind dagegen
hinderlich. Deshalb sollten wir unser Umfeld immer wieder einmal verändern, eine völlig neue Umgebung aufsu-
chen, möglichst oft neue Kontakte zu anderen Menschen
knüpfen oder etwas völlig Neues erlernen. Das bedeutet
natürlich nicht, dass wir auf feste Freundschaften und Beziehungen, ein behagliches Zuhause und auf im Alltag
sinnvolle und notwendige Routinen verzichten müssen.
Im Gegenteil, das natürliche Bedürfnis nach Sicherheit
kann durch stabile Ankerpunkte und verlässliche Abläufe
im Leben befriedigt werden. Das ebenso natürliche Bedürfnis nach Risiko, Überraschung und Neuem muss aber
auch zur Geltung kommen. Dazu müssen wir nicht nach
dem besonderen Kick suchen. Es reicht, wenn wir uns bewusst immer wieder mit Neuem umgeben und neugierig
danach suchen. Wir könnten uns zum Beispiel vorneh-
men, uns wenigstens einmal am Tag mit einem Menschen
zu unterhalten, den wir noch nicht kennen. Alltägliche Situationen bieten dazu vielfältige Möglichkeiten. Wenigstens einmal im Jahr können wir planen, einen Ort, ein
Land oder irgendeinen anderen Platz auf dieser Erde aufzusuchen, wo wir noch niemals vorher waren. Wir können eine neue Sprache oder ein Musikinstrument erlernen.
Wir können auch ein neues Hobby pflegen oder eine neue
Sportart ausprobieren. Vielleicht probieren wir genau die
Dinge, die wir uns bisher nicht zugetraut haben.

Auch im Alltag haben wir vielfältige und manchmal
ganz kleine Möglichkeiten, unser Gehirn mit neuen Informationen zu überraschen. Gibt es bei Ihnen eine feste und
immer gleiche Sitzordnung bei Tisch? Dann setzen Sie
sich doch bei der nächsten Mahlzeit einfach einmal auf
den angestammten Platz von jemand anderem. Sicherlich
werden die restlichen Familienmitglieder zunächst ver-
wirrt darauf reagieren und versuchen »ihren« Platz zu ver-

teidigen. Lassen Sie sich nicht beirren. Behalten Sie Ihren neuen Platz bei und bewegen Sie damit auch die anderen Familienmitglieder zu Veränderung. Machen Sie alltägliche Verrichtungen auch einmal mit der linken Hand, Linkshänder natürlich umgekehrt mit der rechten Hand. Putzen Sie sich beispielsweise die Zähne mit links, schließen Sie die Türen mit links auf oder schreiben Sie etwas mit links. Fahren Sie nicht immer denselben Weg zu Ihrer Arbeit. Verändern Sie immer gleiche Abläufe bei der Erledigung Ihrer Arbeit. Machen Sie nicht immer zur selben Zeit Pause. Gehen Sie nicht immer in der Kantine essen. Verabreden Sie sich stattdessen wechselnd mit unterschiedlichen Kollegen zur gemeinsamen Mittagspause. Probieren Sie vielleicht das neue kleine Restaurant um die Ecke aus, das eine interessante fremdländische Küche anbietet. Unterhalten Sie sich immer wieder über andere Themen, die nichts mit Ihrer Arbeit zu tun haben. Interessieren Sie sich für vielfältige Themen. Wenn Sie eher technisch orientiert arbeiten, beschäftigen Sie sich doch auch einmal mit Kunst. Wenn Sie eher kreativ und künstlerisch tätig sind, ist möglicherweise die Auseinandersetzung mit technischen oder naturwissenschaftlichen Themen spannend. – Sicher haben Sie selbst viele weitere Ideen, wie Sie sich im Alltag immer wieder mit Neuem konfrontieren können.

Warum tut unserem Gehirn das gut? Was passiert in unseren grauen Zellen, wenn wir etwas Neues erleben, denken, tun oder erfahren? Stellen Sie sich vor, Sie werden einem neuen Kollegen vorgestellt, den Sie zum ersten Mal sehen. Nennen wir ihn »Herr Neu«. Ihr Gehirn hat noch keine neuronale Verknüpfung zu den Informationen zu Herrn Neu. Es speichert neue Begriffe, Namen oder Dinge nicht wie in einem Karteikasten alphabetisch ab. Deshalb hat das Gehirn auch keinen bestimmten Speicherplatz für den Anfangsbuchstaben »N« des Namens, wo es die Informationen über Herrn Neu einordnen könnte. Es braucht Anknüpfungspunkte an bereits Bekanntes. Wenn neue Informationen und Reize über Menschen, Dinge oder Ereignisse in unserem Gehirn eintreffen, beginnt sofort ein Suchprozess. Anhand von Fragen wird ergründet, wo die neuen Informationen sinnvollerweise im vorhandenen Netz der Informationen eingeordnet werden können. Wer ist das? Woran erinnert mich der Name? Hat Herr Neu vielleicht Ähnlichkeit mit einem anderen Menschen, den ich kenne? Gefällt mir sein Auftreten, seine Kleidung oder seine Art zu sprechen? Welche gemeinsamen Interessen haben wir? Kennt Herr Neu Kollegen oder Freunde von mir? Welchen Beruf übt er aus? Was verbindet uns?

Das alles läuft überwiegend unbewusst ab. Auf diese Art werden neue Informationen mit vielen vorhandenen Eindrücken, Begriffen, Bildern, Gefühlen und Ereignissen verbunden. Es entsteht ein Geflecht von Assoziationen, ein Netz von Gedanken. Diese Suche nach Verknüpfungsmöglichkeiten mit bereits Bekanntem ist ein Prozess angestrengten Nachdenkens und Verstehens. Ist der erste Faden zur Anknüpfung gefunden, so kommen nach und nach immer mehr Verknüpfungsmöglichkeiten in unser Bewusstsein. Das liegt daran, dass der erste Anknüpfungspunkt selbst bereits viele andere Verbindungen hat. Die damit verfügbaren weiteren Assoziationen können nun zur festen Verankerung der Neuigkeiten mitbenutzt werden.

Werden Anknüpfungspunkte zu bereits vorhandenen Daten im Gehirn gefunden, so senden die beteiligten Neuronen Signale zueinander aus. Je mehr Signale gefeuert werden, desto leichter und besser verbinden sich die Neuronen miteinander. Neue Synapsen entstehen. Das Netz wird dichter. Deshalb können wir eine neue Situation, die

wir in einem ansonsten bekannten Umfeld erleben, auch
besonders gut abspeichern. Wir haben dann bereits An-
knüpfungsstellen, die unser Gehirn benutzen kann. Umgekehrt bedienen wir uns genau dieser abgespeicherten Assoziationen, wenn wir nach einer Information, einem Begriff,
einem Ereignis oder irgendeiner Erinnerung suchen.

Je mehr Assoziationen vorhanden sind, desto leichter
fällt auch das Erinnern. Ein dicht geknüpftes Netz neuronaler Verbindungen hilft uns, geistig wendig und leistungsfähig zu sein. Wir kommen schneller ans Ziel unserer
Überlegungen, können vielfältiger und facettenreich denken und können neue Informationen besser und schneller
einordnen und verstehen. Neue Reize und Informationen
helfen, das neuronale Netz auszubauen. Und deshalb ist
Neugierde durchaus etwas sehr Positives. Forschungs-
ergebnisse zeigen, dass Neugier auch tatsächlich zu bes-
serem Lernen führt. Werden bekannte Informationen zusammen mit neuer Information angeboten, so behalten
wir insgesamt mehr, als wenn nur bekannte Informationen
gegeben werden. Lern- und Denkprozesse funktionieren
leichter und besser, wenn sie mit neuen Inhalten angereichert sind.[2]

Am Entdecken, Verarbeiten und Abspeichern von neuen
Informationen sind verschiedene Regionen des Gehirns
beteiligt. Eine besondere Rolle spielt dabei der Hippocampus, der für die Speicherung und den Abruf von Gedächtnisinhalten von zentraler Bedeutung ist. Immer wenn neue
Reize hier eintreffen, ist diese Region des Gehirns deutlich
stärker aktiviert als beim Eintreffen schon bekannter Informationen. Auch hier spielt wieder die Ausschüttung des
Botenstoffs Dopamin eine besondere Rolle. Erreichen den
Hippocampus neue Informationen, so sendet er Signale an
eine Region im mittleren Teil des Gehirns. Von da laufen
Nervenfasern zurück zum Hippocampus und bewirken,

dass dort Dopamin ausgeschüttet wird. Dopamin erleichtert die Verbindung neuer neuronaler Verknüpfungen. Die
Kommunikation zwischen den Neuronen wird dauerhaft
und langfristig verbessert. Man spricht von der sogenannten Langzeit-Potenzierung (LTP).[3]

Die neugierige Suche nach Neuem führt auch zu einer Aktivierung des bereits bekannten Belohnungssystems. Immer wenn wir neue Antworten finden, bei uns quasi »der
Groschen fällt«, werden Endorphine, die sogenannten
Glückshormone, ausgeschüttet. Neugier hat damit auch
einen direkt belohnenden Effekt. Aha-Erlebnisse können
nun einmal nur durch die Bewältigung neuer Herausforderungen hervorgerufen werden. Immer gleiche Routinen
können diesen Effekt nicht auslösen.[4]

Wir haben zwar einerseits das Bedürfnis nach Sicherheit
und Gleichgewicht, andererseits treibt uns aber auch das
Bedürfnis nach neuer Herausforderung. Wenn wir in der
Lage sind, unsichere oder unbekannte Situationen zu bewältigen, gibt uns das Selbstsicherheit und Zutrauen in die
eigenen Fähigkeiten. Das ist in einer sich ständig ändern-
den Welt von allergrößter Bedeutung. Wir müssen uns immer wieder neu an veränderte Umweltbedingungen an-
passen und uns in unsicheren Situationen zurechtfinden.
Denken, Fühlen und Handeln in einer äußerst dynamischen, unsicheren und wenig vorhersagbaren Umwelt
erfordert die Fähigkeit, sich mit Neuem auseinanderzusetzen und neue Problemstellungen ohne Rückgriff auf Faktenwissen innovativ zu lösen. Nur so können wir uns mit
unserer Umwelt in Einklang bringen und uns an sie anpas-
sen. Neugier hilft uns und erleichtert das Leben und
Überleben in einer dynamischen und wenig vorherseh-
baren Welt.[5]

Das Verfolgen und Erreichen von klar formulierten, anspruchsvollen und herausfordernden Zielen bringt darüber hinaus echte Freude. Der amerikanische Psychologe Mihaly Csikszentmihalyi beschreibt das Gefühl, in vollständiger Konzentration ganz in seiner Arbeit aufzugehen, als sogenannten FLOW-Effekt (englisch: fließen, rinnen, strömen). FLOW ist ein Zustand, der mit dem Empfinden von Freude, innerem Engagement, Begeisterung und hoher Selbstmotivation verbunden ist. FLOW erleben wir, wenn wir an einer Aufgabe so sehr interessiert sind, dass wir ganz in ihr aufgehen. Dieser Effekt stellt sich dann ein, wenn die Anforderungen, die an eine Person gestellt werden, ihrem Leistungsvermögen und ihren Fähigkeiten entsprechen. Ansprüche und Fähigkeiten halten sich die Waage. Dann arbeiten wir mit höchster Aufmerksamkeit und Konzentration. Wir sind völlig vertieft in das, was wir gerade tun. Es scheint fast, als ob wir den Kontakt zur restlichen Welt verlieren. Unsere Konzentration richtet sich nicht auf die Zukunft oder die Vergangenheit, sondern ist ganz auf das fokussiert, was uns jetzt gerade wichtig ist.

Übersteigen die Anforderungen die Leistungsfähigkeit deutlich, so reagieren wir mit ausgeprägten Stresssymptomen und den damit verbundenen Konzentrationsmängeln und Leistungseinbußen. Sind die Anforderungen andererseits zu gering, so empfinden wir Langeweile bis hin zu Apathie.[6]

Herausfordernde und neue Aufgaben haben eine stimulierende und motivierende Funktion. Sie befriedigen unser Bedürfnis nach Anregung, Anstrengung, Ausschöpfung unserer Potenziale und unser Streben nach Neuem. Langeweile und Routine können uns nicht zu geistigen Höchstleistungen befähigen. Wohl aber Neugier und das Bedürfnis nach neuer Herausforderung.

Seien Sie also neugierig.

Anregungen für ein neugieriges Leben

▪ Suchen Sie das Gespräch und den Kontakt zu anderen Menschen. Versuchen Sie mindestens einmal am Tag mit einem Menschen in Kontakt zu kommen, den Sie noch nicht kennen.

▪ Suchen Sie den Meinungsaustausch mit andersdenkenden Menschen. Diskutieren Sie kontrovers über unterschiedliche Themen.

▪ Durchbrechen Sie die Alltagsroutinen. Machen Sie Gewohntes einmal bewusst anders.

▪ Besuchen Sie wenigstens einmal im Jahr einen Platz, einen Ort oder ein Land, an beziehungsweise in dem Sie noch niemals zuvor waren.

▪ Interessieren Sie sich für Themen, die nichts mit Ihrem Berufsleben zu tun haben.

▪ Lernen Sie eine neue Sprache, ein Musikinstrument, eine neue Sportart oder irgendetwas, was für Sie völlig neuartig ist. Suchen Sie sich etwas, das Sie sich bisher nicht zugetraut haben.

▪ Entwickeln Sie Begeisterung und Neugier für vielfältige Themen. Nutzen Sie dazu kulturelle Angebote und besuchen Sie öffentliche Veranstaltungen.

▪ Betätigen Sie sich ehrenamtlich in einem Bereich, der Sie anders fordert als Ihr Beruf.

▪ Machen Sie aus Ihren verborgenen Leidenschaften ein neues Hobby.

▪ Pflegen Sie vielseitige Interessen.

▪ Lesen Sie in verschiedenen Themenbereichen und nutzen Sie dabei auch unterschiedliche Medien. Wechseln Sie ab und zu Ihre Abonnements.

▪ Probieren Sie exotische und unbekannte Speisen aus.

▪ Wagen Sie immer wieder etwas Neues, machen Sie etwas für Sie Ungewöhnliches.

Auf fünf Hochzeiten gleichzeitig tanzen
Multitasking, geht das überhaupt?

»Gegenüber der Fähigkeit, die Arbeit eines einzigen Tages sinnvoll zu ordnen, ist alles andere im Leben ein Kinderspiel.«

Dieser Ausspruch von Johann Wolfgang von Goethe trifft heutzutage mehr denn je zu. In einer Zeit beinahe unbegrenzter Informationsmöglichkeiten und permanenter Reizüberflutung ist die sinnvolle Organisation unseres Tagesablaufs nicht einfach. Zu groß sind die Versuchungen, immer wieder neue Themen, Angebote und vermeintlich wichtige Anforderungen aufzugreifen. Dabei verlieren wir leicht das Wesentliche und unsere eigentlichen Ziele aus den Augen. Ein Überangebot an Informationen und Möglichkeiten scheint uns zu zwingen, sogar in der Freizeit immer mehr in immer kürzerer Zeit zu erledigen. Wir wollen uns nichts entgehen lassen und möchten stets aktuell informiert sein. Wir möchten möglichst viel auf einmal wahrnehmen, möglichst allen und allem gerecht werden und jede an uns gestellte Aufgabe erfüllen. Wir fürchten, etwas Wichtiges zu verpassen, wenn wir uns mit Ruhe und Konzentration ganz einer einzigen Sache widmen. Stattdessen versuchen wir ständig, »auf mehreren Hochzeiten gleichzeitig zu tanzen«.

Im völligen Gegensatz dazu steht die in der Meditation praktizierte Konzentration auf nur einen Bewusstseinsinhalt über längere Zeit. Ablenkungen wird keine Aufmerksamkeit gegeben. Wie verschiedene Forschungsansätze zeigen, hat Meditation einen positiven Einfluss auf die geistigen Fähigkeiten des Menschen und kann Vergesslichkeit und Konzentrationsstörungen entgegenwirken beziehungsweise vorbeugen.[1]

Oft werden wir allerdings auch unfreiwillig zu Multitaskern.

Wenn wir fernsehen, werden gleichzeitig am Rand des Bildschirms die neuesten Nachrichten oder Aktienkurse eingeblendet. Bei der Recherche im Internet werden wir neben den gesuchten Informationen mit weiteren Botschaften am Rand des Bildschirms konfrontiert. Sie sind so gestaltet, dass es fast unmöglich ist, sie nicht wahrzunehmen. In der Öffentlichkeit werden wir an vielen Orten über Bildschirme mit den neuesten Meldungen und Werbespots gefüttert, ob wir wollen oder nicht. Doch es gibt viele Bereiche in unserem Leben, in denen es bei uns selbst liegt, in welchem Ausmaß wir uns dem Gleichzeitigkeitswahn ergeben.

Während wir eine Verabredung wahrnehmen oder in einem Meeting sitzen, erleben wir immer noch Menschen, die sich durch ihr Handy ablenken lassen – obwohl das längst als grob unhöflich gilt. Sie erhalten und beantworten gleichzeitig SMS, E-Mails oder Anrufe und widmen sich nicht voll und ganz dem gegenwärtigen Gespräch. Auch im Gespräch mit dem Chef oder unter Kollegen kommt es – so wird mir in Seminaren immer wieder berichtet – vor, dass sie nebenbei telefonieren, ihre Mails bearbeiten oder im Internet surfen, sogar in Personalgesprächen. Ob im privaten oder im beruflichen Gespräch: Wir können uns anders verhalten. Auch können wir deutlich machen, dass wir ein anderes Verhalten von unseren Gesprächspartnern erwarten.

Auf dem Bildschirm des Computers halten viele Menschen gleichzeitig mehrere Fenster sichtbar. Im Durchschnitt hat ein Arbeitnehmer in den USA acht Fenster gleichzeitig zur Bearbeitung geöffnet. Kann die damit verbundene Menge an Informationen wirklich sinnvoll gleichzeitig wahrgenommen und bearbeitet werden? Ein erster Schritt zu mehr Konzentration auf die einzelne Aufgabe könnte sein, dass die simultan geöffneten Fenster nicht auch alle sichtbar gehalten werden.

Wir lassen uns anzeigen, wenn wir neue Mails erhalten, und schauen oft auch sofort nach, von wem und mit welchem Inhalt. Ist wirklich jede Mail so wichtig, dass wir sie unmittelbar und ohne Zeitverzug lesen und bearbeiten müssen? Es bedeutet jedes Mal eine Unterbrechung der Aufgabe, die wir gerade erledigen. Wir müssen unsere Gedanken danach wieder neu aufnehmen. Das verlängert die Bearbeitungszeit unnötig. Experten raten deshalb dringend davon ab, E-Mail-Benachrichtigungssignale einzuschalten, und empfehlen, nur an mehreren festen Terminen pro Tag in unseren Posteingang zu schauen.

Vielleicht haben wir zusätzlich auch mehrere Chat-Fenster geöffnet, um unmittelbar und ohne Zeitverzögerung mit anderen zu kommunizieren. Das verleitet dazu, Belanglosigkeiten auszutauschen. Wertvolle Zeit geht verloren und wir können uns nur noch eingeschränkt auf unsere momentane Aufgabe konzentrieren. Auch hier liegt es bei uns, ob wir uns entscheiden, die kommunikativen Möglichkeiten gezielt und wohlüberlegt zu nutzen, oder ob wir uns auf einer Fülle von Kommunikationsschauplätzen gleichzeitig verlieren.

Fast jeder wird mit Mails überschüttet, die für ihn überhaupt nicht relevant sind. Dies können wir wahrscheinlich nur allmählich ändern, indem wir selbst beim Verfassen von Mails auf einen sinnvollen und möglichst begrenzten

Verteiler achten. Mit der Zeit schaffen wir uns damit wieder mehr Ruhe für die eigentlich wichtigen Aufgaben.

Neben dem Festnetztelefon erreichen uns darüber hinaus andauernd neue Anrufe, SMS oder Mails auf unserem Handy. Auf unserem Schreibtisch liegen zahlreiche Unterlagen, die wir bearbeiten müssen. Während wir uns einer Sache widmen, platzen Kollegen und Vorgesetzte mit neuen Forderungen herein. Gewöhnen wir uns selbst – hoffentlich mit einer gewissen Ausstrahlung auf unsere Mitmenschen – wieder an, zu fragen, ob der andere gerade einen Moment Zeit hat oder man sich besser für später verabredet. Wir senken dadurch unsere Stressbelastung und die der anderen, fühlen uns wohler, verbessern die Arbeitsergebnisse und sorgen gleichzeitig für ein angenehmeres Arbeitsklima.

Ein Buch vollständig zu lesen oder einen Film von Anfang bis Ende und ohne Unterbrechung zu schauen und sonst nichts zu tun ist für viele inzwischen eine Herausforderung. Ein Tag oder auch nur eine Stunde voller Muße und einfach mit Nichtstun zu verbringen ist für manch einen kaum noch vorstellbar. Dabei ist genau diese innere Ruhe Grundlage für Kreativität und Innovation. Erst die innere Auseinandersetzung mit sich selbst öffnet neue Denkrichtungen. Unter Volldampf und Hochdruck können wir nicht kreativ, fantasiereich und innovativ sein.

Sie können auch hier selbst gestalten: Vielleicht versuchen Sie es, jede Woche wenigstens einige Stunden frei von Terminen und Verabredungen zu halten und sich nichts vorzunehmen. Vielleicht gelingt es Ihnen ab und an auch, sich einen ganzen Tag frei zu halten. Schreiben Sie einfach »Gar nichts« in Ihren Kalender und blocken Sie alle Anfragen ab, indem Sie sagen, Sie hätten schon etwas vor. Lassen Sie in diesen Stunden oder an diesem Tag auch

Ihren PC und Ihr Handy ausgeschaltet. Widmen Sie sich ganz Ihrem Hobby, Ihren inneren Gedanken oder versuchen Sie über eine interessante Fragestellung nachzudenken. Seien Sie in diesen Zeiten gut zu sich selber. Vermutlich werden Sie mit der Zeit spüren, wie viel Energie Sie dabei tanken. Sicher tragen Sie die gewonnene Ruhe auch mit in den Alltag, und Ihre Art der Aufgabenbewältigung ändert sich. Die Informationsflut und die zahlreichen Kommunikationsmöglichkeiten sind kein Problem – wenn wir intelligent mit ihnen umgehen, so wie es uns guttut, wenn wir uns also auf das Wesentliche konzentrieren und beschränken.

Dagegen halten viele Menschen es für zeitgemäß und unabwendbar, dass sie ständig mehrere Dinge gleichzeitig machen müssen. Sie glauben, dass sie das auch können. Das trifft aber nur teilweise zu. Tatsächlich können wir unsere Aufmerksamkeit bewusst immer nur auf eine Sache richten. Mentale Aufgaben gleichzeitig erledigen zu können ist eine Illusion. Unser Gehirn springt in Wirklichkeit zwischen den Aufgaben, die wir vermeintlich gleichzeitig bearbeiten, hin und her.

Es gibt nur sehr wenige Dinge, die wir wirklich gleichzeitig erledigen können. Immer dann, wenn eine von mehreren Handlungen automatisiert abläuft und wir nicht darüber nachdenken müssen, gelingen verschiedene Handlungsabläufe zeitgleich recht gut. Während wir spazieren gehen, können wir uns gleichzeitig angeregt unterhalten. Wir können auch auf dem Laufband trainieren und nebenbei ein Video gucken. Über das Laufen oder Spazieren brauchen wir uns keine bewussten Gedanken zu machen. Die grauen Zellen arbeiten nur unbewusst, quasi im Hintergrund. Unsere bewusste Aufmerksamkeit ist nicht beteiligt und kann voll und ganz auf die Unterhaltung oder den Film gerichtet werden. Viele Tätigkeiten zu Hause sind ebenfalls eingeübt. Wir müssen nicht mehr darüber nachdenken und können durchaus nebenbei telefonieren, Fernsehen schauen, uns mit anderen unterhalten oder zum Beispiel Fragen zu den Hausaufgaben unserer Kinder beantworten.

Ein Auto zu fahren ist für die meisten von uns ein Vorgang, über den sie ebenfalls nicht nachdenken müssen. Wir können ohne Weiteres dabei Radio hören oder eine leichte Unterhaltung führen. Das konnten wir als blutiger Fahranfänger noch nicht, weil wir uns aufgrund fehlender Routine auf die Abläufe beim Autofahren konzentrieren mussten. Doch Vorsicht, es ist riskant, wenn wir während einer Dienstfahrt zum Beispiel eine Telefonkonferenz abhalten. Müssen wir uns dabei anspruchsvollen Themen widmen oder sogar wichtige Entscheidungen treffen, beeinträchtigt das unsere Aufmerksamkeit und unser Reaktionsvermögen. Das Unfallrisiko steigt, zum Teil bis zum Vierfachen. Unsere Reaktionsfähigkeit ist Untersuchungsergebnissen zufolge dabei vergleichbar der Reaktionsgeschwindigkeit eines Autofahrers mit 0,8 Promille Alkohol im Blut. Das Gleiche gilt natürlich auch bei inhaltlich anspruchsvollen Gesprächen mit dem Beifahrer. Dabei ist es völlig unerheblich, ob wir mit oder ohne Freisprecheinrichtung telefonieren.[2]

Woran liegt es, dass wir doch nicht fähig sind zu Multitasking? Unser Gehirn verfügt nur über eine begrenzte Aufmerksamkeits- und Verarbeitungskapazität. Alles, womit wir uns beschäftigen, müssen wir in unserem unmittelbaren Bewusstsein haben. Dafür brauchen wir das sogenannte Arbeits- oder Kurzzeitgedächtnis. Dort werden die für die Erledigung einer Aufgabe benötigten Informationen für einige Sekunden festgehalten, sodass wir unmittelbar und bewusst damit arbeiten können. Das Ar-

beits- oder Kurzzeitgedächtnis hat allerdings eine sehr
begrenzte Kapazität. Wir können uns hier zum Beispiel
nur eine Telefonnummer merken, die wir uns ansagen lassen, um sie auf einem Zettel zu notieren. Mit Techniken,
Merkhilfen und durch inneres Wiederholen können wir
darüber hinaus Daten für eine begrenzte Zeit, quasi im
Hintergrund, verfügbar halten. Sie müssen, wenn sie benötigt werden, wieder in den Vordergrund, in unser Bewusstsein geholt werden. Wollen Sie auf dem Heimweg
am Abend bei einem Freund halten, um ihm etwas vorbei-
zubringen, so machen Sie sich vielleicht einen Merkzettel,
um es nicht zu vergessen. Wenn Sie Ihr Auto beispielsweise auf dem Kundenparkplatz eines Supermarkts ab-
stellen, denken Sie nicht unaufhörlich daran, während Sie
einkaufen. Andere Informationen sind jetzt wichtiger. Sie
müssen sich darauf konzentrieren, was Sie einkaufen wollen. Erst wenn Sie den Supermarkt wieder verlassen, rufen
Sie sich die zwischenzeitlich nicht benötigten Informationen erneut in Ihr Bewusstsein, um Ihr Auto wiederfinden
zu können. Danach ist die Erinnerung an diesen Parkplatz
vollständig gelöscht.[3]

Wenn wir versuchen, mehrere Aufgaben gleichzeitig zu
erledigen, muss die knappe Aufmerksamkeits- und Verarbeitungskapazität geteilt werden. Wir können jede einzelne Aufgabe nur noch mit einer eingeschränkten Aufmerksamkeit durchführen. Sind für eine Aufgabe nur
noch 70 Prozent der maximal möglichen Aufmerksamkeit
verfügbar, so bedeutet das zwangsläufig, dass mehr Zeit
nötig ist, um sie zu erledigen. Das Risiko, Fehler zu machen, steigt. Erst wenn wir uns zu 100 Prozent auf eine Sache konzentrieren, können wir tatsächlich effektiv, schnell
und mit nahezu fehlerfreien und guten Ergebnissen arbeiten. Die simultane Verarbeitung mehrerer Aufgaben kostet Zeit und verschlechtert die Qualität der Ergebnisse.[4]

Ähnliches passiert auch, wenn wir häufig unterbrochen werden und dadurch nicht konzentriert unsere Aufgaben erledigen können. Ein Großraumbüro ist ein gutes Beispiel hierfür. Viele Geräusche und Ablenkungen stören unsere Gedanken und unsere Konzentration. Unser Gehirn bewältigt solche Störungen nur sehr schlecht. Es behält nur die gerade aktuellsten Informationen im Bewusstsein. Kehren wir nach einer Unterbrechung zur ursprünglichen Aufgabe zurück, so müssen wir unsere Konzentration dafür erst wieder aufbauen. Die Daten hierfür werden erneut ins unmittelbare Bewusstsein geholt und aktiviert. Dafür benötigen wir einige Sekunden oder gar Minuten. Jeder kennt das, wenn er zum Beispiel durch einen Anruf aus seinen Gedanken gerissen wird. Nach dem Telefonat müssen wir uns erst wieder in die vorherige Aufgabe denken, um fortfahren zu können. Das kostet Zeit. Möglicherweise gelingt uns das recht schnell. Bei den zahlreichen Ablenkungen und Unterbrechungen heutzutage wird der Zeitbedarf insgesamt jedoch sehr hoch. Laut einer amerikanischen Studie werden wir jede dritte Minute bei der Arbeit gestört. Dadurch geht durchschnittlich ein Drittel der Arbeitszeit verloren. Das ist auch ein erheblicher Kostenfaktor.[5]

Welche Möglichkeiten zur Gegensteuerung haben wir? Wer vielen Ablenkungen ausgesetzt ist, sollte ungestörte Räume und Zeiten suchen beziehungsweise für sich realisieren. Das kann ein ungenutzter Besprechungsraum, je nach Art der Aufgabe aber auch die Parkbank sein. Erreichbar und in Verbindung mit Kollegen sind wir durch die medialen Möglichkeiten auch dort.

Es kann helfen, ungestörte Zeiten täglich oder wöchentlich fest einzuplanen, um sie bewusst für konzentrationsintensive Aufgaben oder auch für persönliche Regeneration zu nutzen. Nicht immer, aber ab und an wird es gelingen, sie zu realisieren und damit dem Multitasking-Wahn zu entfliehen.

Denn Multitasking spart keine Zeit, ganz im Gegenteil. Je konzentrierter wir an einer Sache bleiben können, desto mehr Zeit haben wir letztlich. Erst wenn wir versuchen, uns vom ständigen Anspruch nach simultaner Erledigung vieler Aufgaben zu befreien, wenn wir eine Kultur der Gelassenheit für uns entdecken und pflegen, werden wir tatsächlich über mehr Zeit verfügen. Die alten Regeln »Eins nach dem anderen« oder »In der Ruhe liegt die Kraft« haben auch in Zeiten unbegrenzter Möglichkeiten und Anforderungen ihre Gültigkeit. Hinsichtlich der Informationsmöglichkeiten gilt: »Weniger ist manchmal mehr«. Indem wir vermeiden, uns in einer Flut überflüssiger Informationen und Daten zu verzetteln, eröffnen wir uns die Chance zu hoher Qualität unseres Kenntnis- und Wissensstands.

Das Gehirn hat allerdings die Fähigkeit, sich andauernd flexibel zu verändern, je nachdem, wie aktiv oder auch passiv wir uns verhalten. Mentale Beanspruchung und Herausforderung kann unsere Leistungsfähigkeit durchaus positiv beeinflussen. Es stellt sich die Frage, ob durch gezieltes Training, durch Anregungen und durch neugierigen und lustvollen Umgang mit vielen Informationsmöglichkeiten unsere Verarbeitungs- und Aufmerksamkeitskapazität gesteigert werden kann. Kann es sein, dass die wachsenden mentalen Anforderungen der heutigen Zeit einen Trainingseffekt haben und wir dadurch die Fähigkeit zur gleichzeitigen Bewältigung von verschiedenen Aufgaben erlangen werden? Nach heutigen Erkenntnissen ist die Verbesserung der für die Aufmerksamkeit so wichtigen Kapazität des Kurzspeichers möglich, aber nur in sehr engen Grenzen. Auch mit Training schaffen wir es nicht, die benötigten Informationen für viele Aufgaben gleichzeitig bewusst vorzuhalten. Vermutlich trägt die heutige Lebens- und Arbeitsweise aber dazu bei, dass wir trainiert sind, immer mehr Informationen immer schneller zu erfassen und zwischen unterschiedlichen Daten immer schneller hin und her springen zu können. Gleichzeitig mehrere Aufgaben erledigen zu können ist aber nach wie vor eine Illusion. Multitasking bleibt ein schneller Wechsel zwischen verschiedenen Aufgaben.[6] Indem wir es andauernd versuchen, überschreiten wir immer wieder unsere natürlichen Leistungsgrenzen. Wir bewältigen unsere Aufgaben nur noch unzureichend und machen häufig Fehler. Dadurch zweifeln wir irgendwann an unseren Fähigkeiten. Wir fühlen uns permanent unter Druck und geraten in Stress. Vielfach funktionieren wir nur noch wie eine aufgezogene Spielfigur. Immer häufiger fehlen uns Glückserlebnisse, die uns motivieren und beflügeln. Die permanente Überflutung mit Neuem und der ständige Druck führen auch dazu, dass wir kaum noch tiefes Wissen bilden. Unsere Wahrnehmung ist weniger intensiv. Neue neuronale Verknüpfungen werden nur noch eingeschränkt gebildet. Wir bleiben auf einem oberflächlichen Wissens- und Informationsniveau. Das alles ist der Preis für den »Tanz auf fünf Hochzeiten gleichzeitig«.

Tipps für den Umgang mit Reiz- und Informationsüberflutung

- ▨ Setzen Sie sich klare und positiv formulierte Ziele.
- ▨ Versuchen Sie, Wichtiges von Unwichtigem zu unterscheiden, um Unwichtiges aufzuschieben oder darauf zu verzichten.
- ▨ Vermeiden Sie orientierungsloses Surfen im Internet. Setzen Sie sich vorab klare und überschaubare Zeit-

grenzen. Hören Sie konsequent auf, wenn die Zeitgrenzen erreicht sind.

- Deaktivieren Sie alle akustischen und optischen E-Mail-Benachrichtigungssignale. Planen Sie feste Zeiten pro Tag, an denen Sie Ihre E-Mail abfragen und zügig abarbeiten.
- Belästigen Sie andere Menschen nicht mit belanglosen Informationen. Gestalten Sie E-Mail-Verteiler bewusst.
- Verzichten Sie auf die Suche nach weiteren Informationen, wenn Sie alle für die Erfüllung einer Aufgabe relevanten Informationen gefunden haben.
- Benutzen Sie regelmäßig Ihren virtuellen Papierkorb. Löschen Sie alle Informationen, die für Sie belanglos sind. Verfahren Sie ebenso mit Ihrem echten Papierkorb. Werfen Sie regelmäßig weg, was Sie nicht mehr benötigen.
- Üben Sie, »Nein« zu sagen – zugunsten Ihrer Konzentration auf das für Sie Wesentliche.
- Lassen Sie sich nicht stören, wenn Sie gerade konzentriert beschäftigt sind. Erklären und begründen Sie, warum Sie momentan keine Zeit haben.
- Vermeiden Sie Störungen anderer Menschen, wenn Sie erkennen können, dass sie gerade beschäftigt sind.
- Suchen Sie ungestörte Räume auf, wenn Sie etwas Wichtiges erledigen wollen. Nutzen Sie Rückzugsbereiche, möglicherweise auch einmal eine ruhige Parkbank. Kündigen Sie an, dass Sie nicht gestört werden möchten.
- Gönnen Sie sich Zeiten völlig ohne Termine und Verpflichtungen. Lassen Sie Ihren Computer und Ihr Handy ausgeschaltet.
- Nehmen Sie sich Zeit für Müßiggang. Hängen Sie einfach Ihren Gedanken nach, ganz ohne Ziel und Richtung. Verwöhnen Sie sich selbst.

Ich komm gleich drauf
Das Gedächtnis und seine Funktionsweise

Reden Sie gelegentlich von Herrn oder Frau »Dings«, oder passiert es Ihnen, dass Sie nicht mehr wissen, was Sie gerade erledigen wollten? Vergessen Sie zugesagte Erledigungen für einen Freund oder Kollegen oder ab und zu sogar Verabredungen und Termine? Dann sollten Sie über einen pfleglicheren Umgang mit Ihren grauen Zellen nachdenken. Dennoch besteht kein Grund zur Panik. Viele Menschen klagen über derartige Aussetzer ihres Gedächtnisses. In aller Regel haben sie nichts mit einer krankhaften Vergesslichkeit zu tun. Wir verbrauchen viel geistige Energie für die Erledigung zahlreicher und komplexer Aufgaben. Ablenkungen und Störungen führen dazu, dass selbst bewährte Gedächtnisstützen manchmal nicht mehr funktionieren. Was nützen die besten Erinnerungszettel, wenn wir so viele davon haben, dass wir vor lauter Zetteln den Schreibtisch nicht mehr sehen? Was helfen die schönsten Knoten im Taschentuch, wenn wir nicht mehr wissen, was sie bedeuten sollen? Wie können wir aber unsere Merkfähigkeit erhalten und stärken? Betrachten wir dazu genauer, wie unser Gedächtnis arbeitet und wie wir es unterstützen können.

Das Gedächtnis ist das Bindeglied zwischen Gegenwart und Vergangenheit. Es ist »Das Tagebuch, das wir immer mit uns herumtragen«, sagte bereits Oscar Wilde. Unsere individuelle Lebensgeschichte ist in seinen neuronalen Verknüpfungen festgeschrieben. Krankhafter Gedächtnisverlust bedeutet Verlust unserer Persönlichkeit und unserer Identität.

Unser Gedächtnis brauchen wir, um lernen zu können, Erfahrungen zu sammeln und sie bei Entscheidungen einzubeziehen. Wir brauchen es, um unser Leben gestalten und führen zu können und unsere Existenz zu sichern. Es ist essenziell für Erfolg, Lebensqualität und selbstständige Lebensführung. Viele Menschen haben deshalb auch große Angst vor Gedächtnisproblemen.

Wichtig ist auch, dass wir uns an zukünftige Vorhaben erinnern. Diesen Teil des Gedächtnisses nennt man prospektives Gedächtnis. »Ich darf nicht vergessen, auf dem Heimweg noch zur Reinigung zu gehen, heute noch bei Marie anzurufen, einen Termin für die nächste Projektbesprechung abzustimmen.« Mithilfe derartiger Gedanken versuchen wir, unsere zukünftigen Aufgaben zu organisieren und im Auge zu behalten. Das Gedächtnis ist insofern eigentlich nicht nur die Brücke zwischen Vergangenheit und Gegenwart, sondern auch zwischen Vergangenheit und Zukunft. Das prospektive Gedächtnis ist besonders anfällig für Störungen und Ausfälle durch Ablenkung.[1] Vermutlich ist es Ihnen auch schon einmal passiert, dass Sie einen Kollegen oder einen Nachbarn über etwas informieren wollten, es dann aber doch vergessen haben. Meistens liegt es daran, dass uns andere Gedanken und Themen dazwischengekommen sind. Vielleicht dachten Sie nur darüber nach, was Sie am Abend noch einkaufen müssen oder was Sie beim Elternsprechtag klären möchten. Treffen Sie dann endlich Ihren Kollegen, so haben Sie vergessen, dass Sie ihn informieren wollten. Zu viele Aufgaben und Anforderungen gleichzeitig beeinträchtigen eben unsere Merkfähigkeit.

Eine gute Unterstützung für das auf die Zukunft ausgerichtete Erinnerungsvermögen sind Gedächtnishilfen. Das kann der altbewährte Merkzettel sein oder eine elektronische Erinnerungsfunktion auf dem Handy oder dem Computer. Wichtig ist nur, dass die Merkhilfen wirkungsvoll eingesetzt werden. Sie müssen alle nötigen Informationen enthalten. Der Knoten im Taschentuch genügt diesem Anspruch sicher nicht. Des Weiteren müssen sie genau dann verfügbar sein, wenn wir eine bestimmte Handlung ausführen wollen. Es reicht also nicht, sich einen Zettel in die Hosentasche zu stecken. Wir müssen auch dafür sorgen, dass er zum richtigen Zeitpunkt wieder herausgenommen wird. Besser ist es, wenn wir uns Zettel oder benötigte Unterlagen direkt dort hinlegen, wo wir zum Zeitpunkt der zukünftigen Handlung sein werden. Außerdem sollten es nicht zu viele Gedächtnisstützen auf einmal sein. Dann helfen sie nicht mehr. Auch hier gilt: Weniger ist mehr.[2]

Schauen wir uns genauer an, wie neue Informationen in das Gedächtnis eingespeichert werden. Die ersten experimentellen Forschungen hierzu wurden bereits Ende des 19. Jahrhunderts von dem Psychologen Herrmann Ebbinghaus vorgenommen. Es gelang ihm, zwei Grundprinzipien der Merkleistung zu entdecken. Erstens konnte er zeigen, dass Erinnerungen unterschiedliche Lebensdauer haben. Einige verblassen bereits nach Minuten, andere bleiben sehr viel länger erhalten und manche vergessen wir nie. Zweitens stellte er fest, dass Erinnerungen nach Wiederholung länger im Gedächtnis haften bleiben.[3] »Übung macht den Meister«, dieses alte Sprichwort hat also seine Berechtigung. Zahlreiche Erkenntnisse zum Gedächtnis und wie es funktioniert, wurden am Beispiel von Patienten mit Hirnverletzungen gewonnen. Ein berühmter und

häufig zitierter Fall ist der Patient H. M. An seinem Fall
konnte nachgewiesen werden, dass der Hippocampus, das
beidseitig vorhandene Hirnareal in den Schläfen- beziehungsweise Temporallappen, von entscheidender Bedeutung für das bewusste und dauerhafte Behalten ist. Der
Patient H. M. litt als Folge eines Unfalls an einer schweren
Epilepsie. Im Alter von 27 Jahren waren die Beeinträchtigungen so stark, dass er sich zu einer Operation entschied,
bei der die Innenseiten des Temporallappens einschließ-
lich des Hippocampus entfernt wurden. Dadurch linder-
ten sich die epileptischen Anfälle deutlich. Gleichzeitig
trat aber ein fataler Gedächtnisverlust auf. H. M. konnte
sich an nichts länger als ein paar Minuten erinnern. Erinnerungen bis zum Zeitpunkt des Eingriffs waren nach
wie vor abrufbar. Neue dauerhafte Erinnerungen konnten
aber nicht gebildet werden. H. M. war durchaus in der
Lage, ein Gespräch zu führen, sofern es nicht zu lange
dauerte und nicht zu viele unterschiedliche Themen ange-
schnitten wurden. Er verfügte nachweislich über eine
durchschnittliche Intelligenz. Sein kurzzeitiges Erinnern
funktionierte sehr gut. Alles, was er erlebte, vergaß er
allerdings in dem Moment, wo seine Aufmerksamkeit von
neuen Ereignissen gefordert wurde. Dauerhaftes Erinnern
war ihm nicht mehr möglich. Menschen, die sich um ihn
kümmerten und die er nicht aus der Vergangenheit kannte,
waren bei jedem Zusammentreffen wieder Fremde für ihn.
Hatte er etwas gegessen, so wusste er unmittelbar nach der
Mahlzeit nicht mehr, was er gegessen hatte. Er wusste
nicht einmal mehr, dass er überhaupt gegessen hatte. Mit
der Zeit erkannte er sich selber nicht mehr im Spiegel.
Aufgrund seiner Veränderungen über die Jahre war er sich
selbst fremd geworden. Das Spiegelbild passte nicht mehr
zu seinen Erinnerungen an sich selbst. Für die Gedächt-
nisforschung ergaben sich einige bahnbrechende Erkennt-

nisse aus diesem tragischen Fall. Die Fähigkeit, neue und dauerhafte Erinnerungen zu bilden, ist eine eigene Funktion, die im Schläfenlappen lokalisiert ist. Diese Region ist für kurzzeitiges Erinnern offenbar nicht von Bedeutung, anscheinend aber für die Überführung von kurzzeitigen Gedächtnisinhalten in langfristige. Da sich H. M. an Ereignisse aus seiner Zeit vor dem Eingriff erinnern konnte, kann das operativ entfernte Areal nicht der Speicherort für langfristige Erinnerungen sein. Die bereits früher von anderen Forschern angenommene Aufteilung des Gedächtnisses in ein Kurzzeitgedächtnis und ein Langzeitgedächtnis war nun ebenfalls bestätigt.[4]

Offenbar gibt es kein Gedächtniszentrum im Gehirn. Vielmehr scheinen sehr unterschiedliche Areale unseres Gehirns beim Abspeichern von Daten beteiligt zu sein. Die Verarbeitung und Abspeicherung von Informationen ist ein komplexer und mehrstufiger Prozess. Schauen wir uns zum Verständnis einmal unsere eigenen alltäglichen Erinnerungsprozesse näher an.

Können Sie sich erinnern, was Sie heute vor einem Jahr gemacht haben? Sicher nicht, es sei denn, es war für Sie ein ganz besonderer Tag mit besonderen Erlebnissen. Wahrscheinlich kann sich aber fast jeder von uns genau erinnern, was er am 11. September 2001 gemacht hat und wie er von dem Terroranschlag auf die Bürotürme in New York erfahren hat. Unsere Hochzeit, die Geburt unserer Kinder, der Tod eines nahestehenden Menschen und ähnlich wichtige Ereignisse in unserem Leben sind uns allen ebenfalls in genauer Erinnerung, auch wenn sie lange zurückliegen. Es ist nicht weiter beunruhigend, wenn Sie sich andererseits nicht an einen »ganz normalen« Tag vor einem Jahr erinnern können. Nur die Geschichten, Erlebnisse und Ereignisse in unserem Leben, die in irgendeiner

Weise bedeutsam für uns sind, halten wir länger fest. Das kann auch ein kurzer, flüchtiger Glücksmoment sein, der vielleicht nur durch einen angenehmen Duft oder eine kurze Begegnung hervorgerufen wurde. Diese Art der Gedächtnisleistung nennt man das episodische Gedächtnis. Hier ist unsere Biografie abgespeichert.

Wissen Sie noch, was Sie heute vor einer Woche zu Mittag gegessen haben? Wenn Sie wie immer in der Kantine, zu Hause oder irgendwo an einem Imbissstand gegessen haben, wissen Sie es mit großer Wahrscheinlichkeit nicht mehr. Vielleicht gab es aber einen Grund, das Mittagessen anders als sonst üblich einzunehmen. Möglicherweise haben Sie aus besonderem Anlass in einem schönen Restaurant gemeinsam mit für Sie wichtigen Menschen gegessen. Die Chance, dass Sie sich daran erinnern können, ist dann recht groß. Auch dann ist das episodische Gedächtnis beteiligt.

Wissen Sie noch, auf welchem Parkplatz im Parkhaus genau Sie Ihr Auto beim letzten Einkauf in der Stadt abgestellt haben? Können Sie sich noch an die Nummer des Stellplatzes erinnern? Wahrscheinlich nicht. Es ist auch nicht wichtig, dass Sie behalten, welcher Parkplatz es war. Sie müssen ihn sich nur so lange merken, bis Sie wieder in Ihr Auto steigen und nach Hause fahren. Danach können Sie ihn für immer vergessen. In diesen und ähnlichen Fällen schützt unser Gedächtnis uns vor unnötigem Datenmüll. Informationen, die nicht mehr aktuell sind und die auch in Zukunft nicht relevant sein werden, werden nicht in das Langzeitgedächtnis übertragen. Sie werden unmittelbar nach Gebrauch aus dem Kurzzeitgedächtnis gelöscht.

Passiert es Ihnen ab und zu, dass Sie sich auf den Weg machen, um etwas zu erledigen, und plötzlich nicht mehr wissen, was Sie tun wollten? Sie können sicher sein, dass

Sie mit diesem Phänomen nicht alleine sind. So und ähnlich ergeht es vielen Menschen. In aller Regel sind das keine Anzeichen für eine beginnende Demenzerkrankung. Meistens sind wir auf unserem Weg abgelenkt worden. Wir haben darüber unser eigentliches Vorhaben aus den Gedanken verloren. Auch wenn wir uns wieder einmal nicht erinnern können, wo wir unsere Brille oder unseren Schlüssel hingelegt haben, besteht kein Grund zur Beunruhigung. Wahrscheinlich waren wir mit unseren Gedanken schon irgendwo anders. Engpass ist auch hier wieder das Kurzzeitgedächtnis. Es kann nur sehr wenige Informationen bewusst für einige Sekunden festhalten. Wenn Sie allerdings Ihre Schlüssel oder Ihre Brille im Kühlschrank wiederfinden, sollten Sie sich vielleicht doch ein paar Gedanken um Ihre grauen Zellen machen.

Versuchen Sie einmal, einem anderen Menschen Abläufe wie Rad fahren, Auto fahren, Gehen oder Ähnliches detailliert zu erklären. Natürlich wissen Sie, wie es geht. Schließlich machen Sie es immer wieder. Dennoch ist es schwer, diese Vorgänge genau zu beschreiben. Deshalb nennt man diese Gedächtnisinhalte auch nicht deklarativ, nicht beschreibbar. Wenn wir Auto fahren, denken wir überhaupt nicht darüber nach, wie wir es tun. Wir tun es einfach und unbewusst. Es fällt schwer, dieses tief und dauerhaft gespeicherte Wissen mit Worten zu beschreiben. Man spricht auch von dem prozeduralen Gedächtnis. Gemeint sind alle Fertigkeiten, Verhaltensweisen und Erwartungen, die ohne Einschaltung des Bewusstseins verfügbar sind und unser Verhalten bestimmen.

Können Sie die Namen der derzeitigen Bundesminister nennen? Wie heißt die Hauptstadt von Deutschland? Kennen Sie noch die binomischen Formeln aus der Mathematik? Wie lautet das kleine Einmaleins? Das alles sind Fragen zu Daten und Informationen, die wir irgendwann

einmal mehr oder weniger intensiv gelernt haben oder die
uns immer wieder begegnen. Normalerweise haben wir
keine Probleme, sie aus dem Gedächtnis abzurufen. Unser
verfügbares Faktenwissen ist sehr groß. Es zählt zum sogenannten semantischen Gedächtnis. Die Inhalte des semantischen Gedächtnisses können, ebenso wie die Inhalte
des weiter oben beschriebenen episodischen Gedächtnisses, bewusst abgerufen und beschrieben werden. Je nachdem, wie häufig und wie gerne wir unser Faktenwissen
nutzen, werden wir Daten daraus unterschiedlich leicht
und schnell abrufen können. Wem zum Beispiel Mathematik in der Schule ein Graus war, der wird sich schwer
tun, sich an die binomischen Formeln zu erinnern. Wer
sich immer schon gerne mit Mathematik beschäftigt hat
und auch heute noch gerne mathematische Fragestellungen bearbeitet, der wird sie vermutlich sofort benennen
können.

Die Beispiele zeigen, dass Erinnern und Vergessen viele
Gesichter haben und eng zusammengehören. Auch Vergessen ist wichtig und positiv. Ohne Vergessen zu können,
wären wir vermutlich in unserer normalen Lebensführung
stark beeinträchtigt. Das Gehirn hält insofern eine Filterfunktion bereit, die uns vor Überflutung und geistiger
Überlastung schützt.

Ob und an was wir uns gut erinnern können, hängt von
verschiedenen Faktoren ab. Wir merken uns alles, was wir
gerne und mit guten Gefühlen tun oder lernen, besonders
gut. Die Intensität, mit der wir uns mit einem Thema aus-
einandersetzen, spielt eine Rolle. Je häufiger wir etwas
wiederholen, je größer unser Interesse dafür ist und je
intensiver wir uns damit beschäftigen, desto tiefer wird
unser Verständnis. Tiefes Verständnis ist eine wesentliche
Voraussetzung für unsere Merkfähigkeit. Nehmen Sie sich

deshalb Zeit für die Themen, die Ihnen besonders wichtig sind. Sammeln Sie nicht nur oberflächliche Informationen, sondern setzen Sie sich intensiv damit auseinander. Versuchen Sie verschiedene Blickwinkel einzunehmen. Fangen Sie frühzeitig mit der Informationssammlung an, wenn Sie zum Beispiel an einem Projekt arbeiten, auch wenn der Abgabetermin noch weit in der Zukunft liegt. Nehmen Sie sich Zeit für eine intensive Auseinandersetzung mit der Thematik. Dann sind Sie mit Sicherheit aussagefähig und vergessen nicht die Hälfte beim entscheidenden Präsentationstermin. Probieren Sie aus, ob Ihnen Strukturierungsmethoden helfen.

Auch äußere Rahmenbedingungen beeinflussen unsere Gedächtnisleistung. Die überaus zahlreichen Reize, Störungen und Ablenkungen von außen machen es zunehmend schwer, unsere Aufmerksamkeit ungestört für längere Zeit auf ein Thema zu richten. Vermutlich liegt hier der Hauptgrund, warum immer mehr Menschen, insbesondere im Berufsleben, über Merkprobleme und Konzentrationsschwierigkeiten klagen.[5] Kaum jemand hat noch die Chance zu wirklich ungestörter und konzentrierter Aufgabenerfüllung. Andauernd kommt etwas dazwischen. Ein Termin jagt den nächsten. Alles ist brandeilig. Da ist es nicht verwunderlich, wenn wir ab und zu etwas vergessen. Versuchen Sie dennoch immer wieder, sich und Ihre Arbeit sinnvoll zu organisieren. Nehmen Sie sich Zeit für die konzentrierte Erledigung Ihrer wirklich wichtigen Aufgaben. Suchen Sie dafür Rückzugsräume auf. Kündigen Sie an, dass Sie ungestört sein wollen. Wenn Sie bei der Erledigung von Aufgaben unterbrochen werden, zum Beispiel durch einen Anruf, fassen Sie im Geist kurz Ihre aktuellen Gedanken zusammen. Dafür benötigen Sie wenige Sekunden. Nehmen Sie erst danach den Anruf an. Sie können nach Beendigung des Telefonats

leichter wieder dort gedanklich weitermachen, wo Sie auf-
gehört haben. Ihre Gedanken haben sich noch nicht ver-
flüchtigt.

Die Art der Informationen spielt natürlich auch eine
wichtige Rolle für unsere Erinnerung. Nicht alles, womit
wir uns beschäftigen, müssen wir uns langfristig merken.
Die vielen kleinen Informationen zwischendurch können
wir in der Regel auch schnell wieder vergessen. Im Berufsleben haben wir es heute überwiegend mit vielen und
immer wieder neuen Daten und Informationen zu tun.
Diese Daten verlieren meist schnell ihre Aktualität und
Relevanz. Wir müssen unser Gedächtnis nicht dauerhaft
damit belasten. Das Kurzzeitgedächtnis ist der wohl wichtigste Teil unseres Gedächtnissystems, um die zahlreichen
schnellen Anforderungen zu bewältigen. Für Schüler und
Studenten steht dagegen die Aneignung und Speicherung
von Faktenwissen im Vordergrund. Hier ist das Langzeitgedächtnis stark gefordert.

Der Prozess von der Aufnahme über die Verarbeitung
bis zur Speicherung von Informationen verläuft über
mehrere Stufen.

Über unsere Sinnesorgane nehmen wir in einer ersten
Stufe Reize aus der Umwelt auf. Wir hören, riechen,
schmecken, sehen, fühlen und erhalten dadurch neue Informationen. Es ist deshalb wichtig, unsere Sinne zu
schärfen. Sie sind das Tor zu unserer Umwelt. Je sensib-
ler wir Sinnesreize wahrnehmen können, desto leichter,
schneller und besser können wir Informationen aufnehmen und auch behalten. Achten Sie also möglichst immer
darauf, mit allen Sinnen bei dem zu sein, was Sie gerade
tun. Auch in der Freizeit gibt es viele genussvolle Möglichkeiten, die Sinne auf besondere Weise zu stimulieren,
so wie es im Alltag kaum möglich ist. Das Hörempfin-

den kann beispielsweise beim Musikgenuss, unser Geruchsempfinden bei einem Waldspaziergang, unser Geschmacksempfinden beim Genuss exotischer Speisen und unsere taktilen Sinne beim Barfußlauf über den Strand gestärkt werden. So schärfen Sie ständig Ihre Sinneswahrnehmung und damit Ihre Fähigkeit, Informationen aufzunehmen und zu behalten.

Diese ersten Reizwahrnehmungen gelangen in den sogenannten sensorischen Speicher, manchmal auch Ultrakurzzeitgedächtnis genannt. Dort werden sie für den Bruchteil einer Sekunde festgehalten und dann weitergeleitet oder wieder gelöscht. Der sensorische Speicher nimmt deutlich mehr Reize auf, als wir bewusst verarbeiten können. Unser Gehirn muss deshalb aus der Gesamtmenge diejenigen herausfiltern, die für unsere momentanen Aufgaben und Handlungen von Bedeutung sind. Wenn wir beispielsweise die Straße überqueren wollen, sind die Informationen zur Verkehrssituation für uns wichtig. In diesem Moment ist es völlig unbedeutend für uns, wie der Fußgänger, der gerade hinter uns geht, gekleidet ist. Die Informationen, die wir bewusst für die Bewältigung unserer Aufgaben benötigen, gelangen vom sensorischen Speicher in das Kurzzeitgedächtnis, vielfach auch Arbeitsgedächtnis oder Arbeitsspeicher genannt. Brauchen wir zusätzlich bereits vorhandenes Wissen, so werden auch Daten aus dem Langzeitgedächtnis in das Kurzzeitgedächtnis übermittelt. Im Falle der Straßenüberquerung müssen wir zum Beispiel die einmal gelernten Verkehrsregeln aus dem semantischen Teil des Langzeitgedächtnisses abrufen. Alles, was wir unmittelbar und bewusst denken, lernen und tun, findet im Kurzzeitgedächtnis statt. Alle Informationen, die wir brauchen, um das zu tun, was wir gerade tun wollen, werden dort verarbeitet. Auch die dauerhaften Erinnerungen werden zuerst im Kurzzeitge-

dächtnis bearbeitet. Erst danach werden sie im Langzeitgedächtnis abgelegt. Das ist dann klassisches Lernen. Das
Kurzzeitgedächtnis ist essenziell bedeutsam für jede Art
von Merkleistung.[6]

Es hat leider eine sehr begrenzte Kapazität. Ein gesunder Erwachsener kann etwa sieben plus/minus zwei Infor-
mationseinheiten für nur wenige Sekunden darin festhalten. Das ist gerade so viel, wie wir benötigen, um uns eine
uns genannte Telefonnummer kurz zu merken und sie anschließend in unser Telefon einzugeben. Man spricht von
der sogenannten Merkspanne. Eine Informationseinheit
kann eine einzelne Ziffer, eine aus mehreren Ziffern zu-
sammengesetzte Zahl, ein Buchstabe, ein Wort, ein Bild,
ein Geräusch oder eine andere bewusst wahrgenommene
Information sein. Während wir lesen, zuhören, Probleme
lösen, Entscheidungen treffen und denken werden die aufgenommenen Informationen für wenige Sekunden festgehalten. Sobald neue Informationen in den Arbeitsspeicher
gelangen, fallen alte wieder heraus. Stellen Sie sich ein vol-
les Wasserglas vor. Wenn weiteres Wasser hinzuläuft, läuft
das Glas über. Dadurch wird Raum für neues Wasser geschaffen. Auf dieselbe Art arbeitet auch das Kurzzeitgedächtnis. Es kann passieren, dass wir einen sehr langen
Satz, den wir hören oder lesen, nicht verstehen. Dann sind
uns wesentliche Satzteile verloren gegangen, bevor wir das
Satzende erreicht haben. Denn wir müssen die bereits ge-
hörten oder gelesenen Satzteile im Geist aktiv halten, um
am Satzende den Sinnzusammenhang erschließen zu können. Um Informationen aus dem Arbeitsgedächtnis nicht
sofort wieder zu verlieren, müssen wir sie im Geist
wiederholen. In einem Gespräch können wir Fragen stellen und so die Informationen aktiv halten. Indem wir über
Ereignisse, Erlebnisse und Planungen sprechen, prägen
wir uns die dafür benötigten Daten besser ein. Wenn wir

über etwas nachdenken oder darüber reden, frischen wir die Informationen immer wieder auf und verhindern, dass wir sie vergessen. Wiederholungen festigen die Informationen und schützen vor dem Vergessen. Nicht zuletzt helfen auch Erinnerungsstützen, wie sie weiter vorne in diesem Kapitel bereits beschrieben sind.[7]

Wer mag, kann über Spiele und Übungen gezielt sein Kurzzeitgedächtnis und seine Merkfähigkeit trainieren. Es gibt mittlerweile für jeden Geschmack Angebote. Aber auch durch regelmäßige Merkübungen im Alltag können wir unser Arbeitsgedächtnis stärken. Erinnern Sie sich zum Beispiel im Anschluss an eine Nachrichtensendung im Fernsehen so detailliert wie möglich an die gezeigten Inhalte. Was wurde berichtet? Wie wurde es dargestellt? Welche Bilder wurden gezeigt? Erinnern Sie sich eine kurze Zeit nach der Zeitungslektüre an die Artikelüberschriften, an das, was Sie gelesen haben, an Abbildungen und an den Leitartikel. Stellen Sie sich vor ein Schaufenster und erfassen Sie alle Details. Versuchen Sie, sich später daran zu erinnern. Beobachten Sie Menschen auf der Straße. Schauen Sie sich eine entgegenkommende Person im Vorbeigehen an und versuchen Sie schnell, möglichst viele Merkmale zu erfassen. Erinnern Sie sich etwas später daran. Was hatte er an? Welche Haarfarbe hatte er? Welche besonderen Merkmale sind Ihnen aufgefallen? Versuchen Sie, sich am Ende eines Tages detailliert an Ihren Tagesablauf zu erinnern. Was haben Sie wann gemacht? Wer ist Ihnen wo begegnet? Was haben Sie gegessen? Was war besonders schön an diesem Tag? Wenn Sie sich gut und detailliert an den aktuellen Tagesablauf erinnern können, versuchen Sie es mit dem Tag davor. Wenn auch das gut klappt, nehmen Sie einen noch weiter zurückliegenden Tag. Sie werden feststellen, dass sich mit der Zeit Ihr Kon-

zentrations- und Merkvermögen auch im Berufsalltag verbessert.

Sie können auch unfreiwillige Pausen, Wartezeiten an der
Kasse oder im Stau nutzen und beispielsweise vor Ihrem
geistigen Auge Wortfindungsübungen machen. Während
des Einkaufs können Sie im Kopf die Preise addieren. Auch
am Arbeitsplatz, nachdem Sie eine erholsame Pause gemacht haben, helfen kleine Konzentrationsübungen, insbesondere das Kurzzeitgedächtnis zu aktivieren. Sie starten
Ihre Arbeit wieder auf einem höheren mentalen Leistungsniveau. Sie können natürlich selbst Übungen erfinden.
Auch für Liebhaber von PC-Spielen gibt es ein vielseitiges
Angebot. Indem Sie Ihren Kurzspeicher benutzen und trainieren, profitieren Sie davon in Alltag und Beruf. Spaß
macht es obendrein. Nutzen Sie geistige Leerlaufzeiten, beanspruchen Sie Ihr Gehirn.

Alles, was wir im Kurzzeitgedächtnis denken, wird ent-
weder direkt in konkrete Handlungen umgesetzt und
dann wieder vergessen oder es wird ins Langzeitgedächtnis übermittelt. Im Langzeitgedächtnis halten wir alles
fest, was auch zukünftig wichtig für uns ist. Unsere Biografie, unser Faktenwissen und unsere automatisierten
Fertigkeiten und Verhaltensweisen sind darin gespeichert.

Das Langzeitgedächtnis hat keine Kapazitätsgrenzen.
Wir benutzen es, wenn wir uns beispielsweise auf eine Prüfung vorbereiten, einen Vortrag einstudieren oder an einem
Wissens-Quiz teilnehmen wollen. Durch Arbeitstechni-
ken können wir die langfristige Gedächtnisleistung opti-
mieren. Hilfreich ist die Aufteilung in kleine Lern- und Ar-
beitseinheiten, die über eine längere Zeit verteilt bearbeitet
werden. Lernen und Bearbeiten auf den »letzten Drücker«
unterstützt unser Gedächtnis dagegen nicht. Wenn wir uns
das erste Mal mit einer Thematik beschäftigen, ist es sinn-

voll, bereits nach einer kurzen Ruhepause die erste Wiederholung einzuplanen. Mit zunehmender Sicherheit sind wachsende Abstände zwischen den einzelnen Wiederholungen ratsam. Eine an Reizen arme und störungsfreie Umgebung fördert die so wichtige Aufmerksamkeit und Konzentration. Wenn wir außerdem mit allen Sinnen lernen und arbeiten, fällt das Erinnern leichter.[8] Für die Erarbeitung eines Vortrags ist es zum Beispiel sinnvoll, Mimik, Gestik und Stimme auch schon in der Vorbereitungsphase einzusetzen. Probieren Sie Ihren Vortrag laut vor dem Spiegel aus. Tragen Sie ihn Ihren Familienmitgliedern oder Freunden vor. Holen Sie sich Feedback ein. Wiederholen Sie das Ganze, bis Ihr Vortrag wirklich gut klappt. Stellen Sie sich die Situation in allen Details positiv und erfolgreich vor – bis Sie sich sicher fühlen. Im Gehirn werden schon bei nur gedanklicher Vorstellung Areale aktiviert, die auch später in der realen Situation benutzt werden. Entsprechende neuronale Verknüpfungen entstehen und können beim Vortrag wieder genutzt werden. Während des Vortrags werden Sie dann nichts vergessen oder durcheinanderbringen. Obendrein sinkt Ihr Stressniveau.

Was auch immer Ihr Ziel ist, die besten Gedächtnistechniken sind Übung, Wiederholung und eingehende Beschäftigung mit den Inhalten. Kommen eine gute Struktur, Ausdauer sowie Motivation hinzu, so steht Ihrem dauerhaft verlässlichen Erinnerungsvermögen nichts mehr im Weg.

Viele Menschen glauben, dass Ihnen Gedächtnistechniken gegen Vergesslichkeit helfen. Es gibt viele verschiedene derartige Techniken. Sie haben ihre Wurzeln zum Teil bereits in der Antike. Basis sind bildhafte Vorstellungen, da unser Gehirn sich Bilder besonders gut merken kann. Es wird nicht bezweifelt, dass mithilfe solcher Techniken das

Gedächtnis für Wort- oder Zahlenlisten, für Namen oder
für andere Daten verbessert werden kann. Die meisten
Menschen stellen sich aber die Aneignung und Anwendung dieser Techniken zu einfach vor. Das hängt sicher
damit zusammen, dass sie nicht selten im Rahmen von
unterhaltsamen und humorvollen Darbietungen vorgestellt werden. Es entsteht leicht der Eindruck, dass die
Techniken einfach anwendbar sind. Schnell ist das Publi-
kum begeistert. Es wird selten darüber informiert, dass es
sehr mühevoll ist, eine Gedächtnistechnik zu erlernen.
Ihre Aneignung setzt eine absolut regelmäßige Anwendung über längere Zeit voraus. Keine der klassischen Gedächtnistechniken kann spontan erlernt und nur ab und
zu erfolgreich angewendet werden. Die Notwendigkeit,
immer neue Vorstellungsbilder zu erfinden, ist mühsam
und erfordert viel Übung. Erfolg stellt sich erst nach einiger Zeit ein. Vielen Menschen ist nicht klar, dass sie die
Techniken jedes Mal benutzen müssen, wenn sie sich etwas merken wollen. Nur so kann der Erfolg langfristig
erreicht werden. Überlegen Sie, ob Sie Lust haben, sich
jedes Gesicht, jeden Namen, jedes Ereignis und alle Daten
und Fakten aufwendig mit Techniken zu merken. Entscheiden Sie selbst, ob Sie Interesse daran haben.

Ich habe verschiedene Techniken erlernt und halte sie
nicht für alltagstauglich. Mir ist der damit verbundene
Aufwand zu groß, um sie regelmäßig anzuwenden. Darüber hinaus sind die Techniken in erster Linie für das Langzeitgedächtnis nützlich. Die entscheidende Größe für Erfolg in Alltag und Beruf ist aber das Kurzzeitgedächtnis.
Die meisten Menschen klagen über kurzfristige Merkprobleme und alltägliche Zerstreutheit. Fast niemand muss
lange Zahlen- oder Wortlisten auswendig können. Flexibel und schnell müssen wir stattdessen immer wieder mit
neuen Daten umgehen können. Klassische Gedächtnis-

techniken bieten in diesem Bereich nicht wirklich Unterstützung. Wenn wir tatsächlich einmal etwas längerfristig behalten müssen, können Techniken erst dann helfen, wenn wir verstanden haben, was wir uns merken wollen. Dazu müssen wir uns intensiv mit dem Thema beschäftigen. Haben wir das in sinnvoller Weise getan, brauchen wir in der Regel keine weitere Technik. Alles, was wir verstanden haben, können wir uns auch gut merken.

Zum Abschluss noch ein paar Bemerkungen zum Namensgedächtnis. Viele Menschen klagen über Schwierigkeiten, sich Namen zu merken. Das ist ganz natürlich. Die Erinnerung an Namen und Menschen ist eine der schwierigsten Aufgaben für das menschliche Gehirn. Auch hier werden diverse Gedächtnistechniken humorvoll als echte Hilfe angepriesen. Ich meine, dass es durch die damit verbundenen, teilweise äußerst skurrilen bildhaften Vorstellungen leicht zu peinlichen Situationen kommen kann. Besser ist es, wenn wir uns für die Personen, denen wir begegnen, ehrlich interessieren. Fragen Sie beim ersten Kennenlernen nach der Herkunft des Namens, der Schreibweise und sprechen Sie Ihr Gegenüber mehrfach mit dem Namen an. Versuchen Sie, im Gespräch weitere Informationen über die Person zu erfragen. Notieren Sie sich nach dem Gespräch einige Merkmale Ihres Gesprächspartners sowie Inhalte der Unterhaltung. Visitenkarten eignen sich dazu hervorragend. Beim nächsten Treffen können Sie selbst sich besser an die Person und ihren Namen erinnern und sie mit aufmerksamen Rückfragen erfreuen. Wenn es Ihnen dennoch passiert, dass Sie einem Menschen begegnen und Ihnen der Name nicht einfällt, fragen Sie einfach höflich nach. Was ist daran peinlich? Eine freundliche Nachfrage wird meistens positiv aufgenommen. Jeder weiß, wie schwer es ist, sich korrekt an Namen zu erinnern und hat dafür Verständnis. Wenn Sie einem Menschen oft begegnen, wird es Ihnen ohnehin nicht passieren, dass Sie den Namen vergessen. Häufige Begegnungen sind wie häufige Wiederholungen. Sie verfestigen die anfangs noch flüchtigen Informationen. Haben Sie den Mut, sich zu den Unzulänglichkeiten Ihres Namensgedächtnisses zu bekennen. Die meisten Menschen kennen diese Schwierigkeiten aus eigener Erfahrung.

Tipps und Übungsmöglichkeiten für ein gutes Gedächtnis

- Schärfen Sie Ihre Sinne. Nehmen Sie bewusst wahr, was Sie hören, riechen, schmecken, fühlen und sehen.
- Arbeiten und lernen Sie mit allen Sinnen.
- Wiederholen Sie auf unterschiedliche Art und Weise, unter Einsatz der unterschiedlichen Sinne.
- Strukturieren Sie Informationen.
- Beschäftigen Sie sich intensiv über einen längeren Zeitraum immer wieder mit den Informationen, Themen und Daten, die Sie nicht vergessen wollen. Bauen Sie tiefes Verständnis auf.
- Stellen Sie sich Bedeutungs- und Verständnisfragen zu den Inhalten, die Sie bearbeiten müssen oder wollen.
- Sprechen Sie mit anderen Menschen über die Dinge, die Sie erinnern möchten. Erklären Sie ihnen, was Sie bisher wissen und verstanden haben. Beantworten Sie Rückfragen.
- Lernen und arbeiten Sie nicht »auf den letzten Drücker«. Besser ist es, wenn Sie sich über eine längere Zeit immer wieder mit kleineren Einheiten der Thematik beschäftigen.
- Wiederholen Sie in größer werdenden Zeitabständen, was sie sich erarbeitet haben.

- Fassen Sie den aktuellen Stand Ihrer Überlegungen kurz zusammen, bevor Sie eine geistige Arbeit unterbrechen.
- Nutzen Sie Gedächtnisstützen, zum Beispiel Merkzettel oder elektronische Erinnerungsfunktionen. Sorgen Sie dafür, dass diese Gedächtnisstützen ausreichend Informationen enthalten und Sie zum richtigen Zeitpunkt am richtigen Ort sichtbar oder hörbar erinnern.
- Schaffen Sie sich eine störungsfreie und an Reizen arme Lern- und Arbeitsumgebung. Sorgen Sie für Ordnung an Ihrem Arbeitsplatz.
- Nutzen Sie Computerspiele zum Training Ihres Kurzzeitgedächtnisses.
- Stellen Sie sich in Wartezeiten kurzfristige Merkaufgaben, wie Nachrichtenmeldungen oder detailliert den Tagesablauf beziehungsweise zurückliegende Ereignisse erinnern.
- Reduzieren Sie den Einsatz elektronischer Hilfsmittel. Rechnen Sie im Kopf, anstatt den Taschenrechner zu benutzen. Benutzen Sie Ihr Navigationssystem nur, wenn es sinnvoll und nötig ist.
- Interessieren Sie sich für Ihre Gesprächspartner. Sprechen Sie sie immer wieder mit Namen an. Fragen Sie höflich nach, wenn Sie sich an einen Namen nicht erinnern können.

Schlusswort

Liebe Leserinnen und Leser, ich danke Ihnen für Ihr Interesse und für Ihre Bereitschaft, sich intensiv mit den Möglichkeiten Ihres Gehirns zu befassen. Vielleicht haben Sie bereits erste positive Erfahrungen mit kleinen Änderungen in Ihrer Art und Weise zu leben und zu arbeiten gemacht. Es wäre schön. Mein größtes Anliegen ist es aber, Zuversicht zu wecken in Ihre Fähigkeiten, die Anforderungen in Alltag und Beruf zu bewältigen. In einer Zeit, die durch ständige Leistungssteigerung und Optimierung sowie andauernde Beschleunigung geprägt ist, ist es nahezu überlebenswichtig, sich vor Überforderung schützen zu können. Ist unser Körper ausgelaugt und unser Kopf wie in einem Dauergewitter, arbeiten und leben wir ständig am geistigen Leistungslimit, so werden wir an der Fülle der Möglichkeiten scheitern. Konzentrieren wir uns stattdessen besser auf die für uns wesentlichen Dinge. Gestalten wir unser Leben und unsere Arbeit auf eine gehirnfreundliche Art und Weise. Akzeptieren und tolerieren wir unsere natürlichen Leistungsgrenzen und orientieren wir uns an unserem eigenen Energiehaushalt. Denn dann können wir die Fülle der Möglichkeiten als bereichernd und Glück bringend erleben. Wohlbefinden und Leistungsoptimierung schließen dann einander nicht aus, sondern sind die doppelt positive Folge des pfleglichen Umgangs mit unserem Gehirn.

Anmerkungen

Einführung

1 Greenfield, Susan A.: Reiseführer Gehirn. Spektrum Akademischer Verlag, Heidelberg/Berlin, 2003

2 http://mediathek.daserste.de/daserste/servlet/content/3359436

3 Greenfield, 2003, a.a.O.

4 ebenda

5 ebenda

6 Hüther, Gerald: Bedienungsanleitung für ein menschliches Gehirn. Vandenhoeck & Ruprecht, Göttingen, 2007

7 Blakemore, Sarah; Frith, Uta: Wie wir lernen. Was die Hirnforschung darüber weiß. Deutsche Verlags-Anstalt, München, 2006

8 Ingram, Jay: Das Gedächtnis der Kellnerin. Kuriose Geschichten aus der Wissenschaft. Campus Verlag, Frankfurt/Main, 2006

9 Blakemore/Frith, 2006, a.a.O.

10 Herschkowitz, Norbert; Chapmann Herschkowitz, Elinore: Graue Haare, kluger Kopf: Warum das Gehirn im Alter immer besser wird. Verlag Herder, Freiburg im Breisgau, 2009

11 http://www.aphorismen.de/display_aphorismen.php?search=9& sav=3899&hash=fd5ac6ce504b74460b93610f39e481f7&page=7

Den Geist auf Trab bringen

1 Ayan, Steve: Bewegung für den Geist. In: Gehirn & Geist, 05/2009, S. 30–39

2 ebenda

3 ebenda

4 Kühner, Claudia; Stein Vaaler: Bewegung macht schlau. In: Psychologie Heute, 12/2004, S. 34–40

5 Hollmann, W.; Strüder H.K.; Tagarakis C.V.M.: Körperliche Aktivität, Gehirngesundheit und -leistungsfähigkeit. In: Nervenheilkunde, 22/2003, S. 467–474

6 Ayan, Steve: Bewegung für den Geist. In: Gehirn & Geist, a.a.O.

7 Medina, John J.: Brain Rules. 12 Principles for Surviving and Thriving at Work, Home, and School. Pear Press, Seattle, 2008

8 ebenda

9 The Dana Alliance for Brain Initiatives: Your Brain at Work. Ma-

king the Science of Cognitive Fitness Work for You, New York, 2008

10 Lehrl, Siegfried.: Mentales Erfolgstraining. Die Biologie der Intelligenz nutzen – den Alltag besser meistern. Medicus Wissen, München, 2005

Die Weisheit mit Löffeln essen

1 Kiefer, Ingrid; Gorny, Gina: Schlau geschlemmt. In: Gehirn & Geist, 05/2007, S. 36–43

2 Carper, Jean: Wundernahrung fürs Gehirn. Ullstein Verlage, Berlin, 2004

3 Wagner, Günter: Schulverpflegung und mentale Leistungsfähigkeit. In: e & m – Ernährung und Medizin, 24/2009, S. 197–199

4 Wendel, Susanne: Richtig essen im Job. Südwest Verlag, München, 2009

5 Wagner, Günther; Peil, Johannes M.; Schröder, Uwe: Trink dich fit. Handbuch für das richtige Trinken. Pala-Verlag, Darmstadt, 2004

6 Kiefer, Ingrid; Zifko, Udo: brainfood. Fit im Kopf durch richtige Ernährung. Kneipp Verlag, Loeben, 2005.
Wagner/Peil/Schröder, 2004, a.a.O.

7 Carper, 2004, a.a.O.

8 Kiefer/Zifko, 2005, a.a.O.

9 Carper, 2004, a.a.O.

10 Berner, Hans-Günter: Blackout passé. Mit Nährstoffen zu optimaler Konzentration und Leistungsfähigkeit. Medi Verlagsgesellschaft für Wissenschaft und Medizin, Hamburg, 1998.

11 Kiefer, Ingrid; Gorny, Gina: Schlau geschlemmt. In: Gehirn & Geist, a.a.O.

Der ewige Kampf mit dem Säbelzahntiger

1 Sapolsky, Robert M.: Why Zebras don't get Ulcers. The Acclaimed Guide to Stress, Stress-Related Diseases, and Coping. Henry Holt and Company, LLC., New York, 2004

2 Kaluza, Gert: Stressbewältigung. Trainingsmanual zur psychologischen Gesundheitsförderung. Springer Medizin Verlag, Heidelberg, 2005
Deepak, Chopra: Die Körperzeit. Mit Ayurveda jung bleiben, ein Leben lang. Droemersche Verlagsanstalt, München, 2000

3 Medina, 2008, a.a.O.

4 McKhann, Guy; Albert, Marilyn: Keep Your Brain Young. The Complete Guide to Physical and Emotional Health and Longevity. John Wiley & Sons, Inc., New York, 2002

5 Wagner-Link, Angelika: Verhaltenstraining zur Stressbewältigung. Arbeitsbuch für Therapeuten und Trainer. Klett-Cotta, Stuttgart, 2005

6 ebenda

7 Conlan, Roberta: States of Mind. New Discoveries About How Our Brains Make Us Who We Are. The Dana Press, New York, 1999
Ramin, Cathry Jakobson: Der Dingsda aus Dingenskirchen, Verlag Kreuz, Stuttgart, 2008

8 Wagner-Link, 2005, a.a.O.

9 Wagker-Link, 2005, a.a.O.
Kaluza, 2005, a.a.O.

Schlau im Schlaf

1 Ramin, 2008, a.a.O.

2 Zielke, Jochen: Zeitrhythmus des Menschen.
http://www.planet-wissen.de/alltag_gesundheit/biorhythmus/zeitrhythmus_des_menschen/index.jsp

3 http://www.geo.de/GEO/mensch/medizin/4123.html?p=4

4 Hella Möhring: Brite stellt Weltrekord im Wachbleiben auf. Quelle: http://www.welt.de/gesundheit/article960426/Brite_stellt_Weltrekord_im_Wachbleiben_auf.html

5 Medina, 2008, a.a.O.

6 Herschkowitz, Norbert: Das Gehirn. Was stimmt? Die wichtigsten Antworten. Verlag Herder, Freiburg im Breisgau, 2008

7 Blakemore/Frith, 2006, a.a.O.
Medina, 2008, a.a.O.

8 Greenfield, 2003, a.a.O.

9 Spitzer, Manfred: Lernen. Gehirnforschung und die Schule des Lebens. Spektrum Akademischer Verlag, Heidelberg/Berlin, 2002

10 Born, Jan: Schlaf festigt das Gedächtnis. In: Das Schlafmagazin, 04/2006
Ramin, 2008, a.a.O.

11 Born, Jan: Schlaf festigt das Gedächtnis. In: Das Schlafmagazin, 04/2006
Blakemore/Frith, 2006, a.a.O.

12 Wagner, Ullrich; Diekelmann, Susanne: Nachtschicht fürs Ge-
    dächtnis. In: Gehirn & Geist, 12/2009, S. 22–27
    Born, Jan: Schlaf festigt das Gedächtnis. In: Das Schlafmagazin,
    04/2006

Von frühen Lerchen und späten Eulen

1 Medina, 2008, a.a.O.
2 Greenfield, 2003, a.a.O.
3 Zielke, Jochen: Innere Uhren. Quelle: http://www.planet-
   wissen.de/alltag_gesundheit/biorhythmus/zeitrhythmus_des_
   menschen/innere_uhren.jsp
4 Blakemore/Frith, 2006, a.a.O.
   Aamodt, Sandra; Wang, Samuel: Welcome to your Brain. Ein respektloser Führer durch die Welt unseres Gehirns. Verlag C.H.
   Beck, München, 2008
   Greenfield, 2003, a.a.O.
5 Blakemore/Frith, 2006, a.a.O.
6 Medina, 2008, a.a.O.
7 ebenda
   Blakemore/Frith, 2006, a.a.O.
   Aamodt, 2008, a.a.O.

Da helfen die besten Pillen nicht

1 Bachmann, Klaus: Doping fürs Gehirn.
   http://www.geo.de/GEO/mensch/medizin/3326.html
   NZ Netzeitung: Akademiker haben kein Problem mit Hirn-
   Doping
   http://www.netzeitung.de/wissenschaft/968217.html
2 Farin, Tim; Parth, Christian: Leistung mit Substanz.
   http://www.faz.net/s/Rub1A09F6EF89FE4FD19B3755342A3
   F509A/Doc~E5FCE62FDA67B4C56BED2AA816B217307~
   ATpl~Ecom mon~Scontent.html
   Jacke, Christiane: Neuro-Enhancement. Doping fürs Gehirn.
   http://www.stern.de/sonst/549716.html
   Herden, Birgit: Hirn-Doping. Die Gedanken-Beschleuniger.
   http://www.sueddeutsche.de/wissen/hirn-doping-die-gedanken-
   beschleuniger-1.376056

3 Berger, Mathias; Normann, Klaus: Kosmetik für graue Zellen. In: Gehirn & Geist, 10/2008, S. 36–41

4 DAK-Gesundheitsreport 2009. Schwerpunktthema: Doping am Arbeitsplatz – Leistungssteigerung durch Psycho- und Neuropharmaka, Kapitel 4, S. 37–61

5 Schleim, Stephan: Mehrheit für IQ-Doping. http://www.brainlogs.de/blogs/blog/menschen-bilder/2008-11-18/mehrheit-f-r-iq-doping2

6 Tanja Krämer: Hirndoping für alle! http://www.spektrumdirekt.de/artikel/976018

7 Bachmann, Klaus: Doping fürs Gehirn. a.a.O. Berger, Mathias; Normann, Klaus: Kosmetik für graue Zellen. In: Gehirn & Geist, a.a.O.

8 DAK-Gesundheitsreport 2009, a.a.O.

Geselliger Schlaukopf

1 Small, Gary M.D.: The Longevity Bible. 8 Essential Strategies for Keeping Your Mind Sharp and Your Body Young. Hyperion, New York, 2006

2 Manhart, Klaus: Ein Freund, ein guter Freund ... In: Gehirn & Geist, 11/2005, S. 62–64

3 The Dana Alliance for Brain Initiatives: Your Brain at Work, a.a.O.

4 ebenda

5 Manhart, Klaus: Ein Freund, ein guter Freund ... In: Gehirn & Geist, a.a.O.

6 Murray, Graham et al.: The brain structural disposition to social interaction. European Journal of Neuroscience, Bd. 29, 11/2009, S. 2247–2252

7 Ybarra, Oscar: Mental exercising through simple socializing: Social interaction promotes general cognitive functioning (PDF), in: Press, Personality and Social Psychology Bulletin, 2008

8 ebenda

9 http://www.computerbild.de/artikel/cb-News-PC-Hardware-Bitkom-Umfrage-Deutsche-sitzen-lange-vor-dem-Computer-3276484.html

10 Klein, Nina: Eine Stunde im Netz pro Woche raubt keine sozialen Kontakte. http://www.welt.de/print-welt/article545683/Eine_Stunde_im_Netz_pro_Woche_raubt_keine_sozialen_Kontakte.html

Die Kraft guter Gedanken und Gefühle

1 Spitzer, 2002, a.a.O.
2 ebenda
  Bertelsmann Stiftung (Hrsg.): Warum Lernen glücklich macht.
  Verlag Bertelsmann Stiftung, Gütersloh, 2009
3 ebenda
4 Gelitz, Christiane: Ein seelisches Polster aufbauen. In: Gehirn &
  Geist, 09/2008, S. 53–55
5 Ehrenreich, Elian: Auf der Suche nach dem Bruttonationalglück.
  http://www.spiegel.de/reise/fernweh/0,1518,673514,00.html
6 Gallup-Engagement-Index Deutschland 2008:
  http://eu.gallup.com/Berlin/118606/
  Engagement-f%C3%B6rdert-Wachstum.aspx
7 Die Glücksboten. Sex, Geld oder Schokolade – wenn sie unsere
  Leidenschaft wecken, ist im Kopf der Teufel los. In: Gehirn &
  Geist Dossier: Bitte mit Gefühl!, 01/2007
8 Herschkowitz, 2008, a.a.O.
9 Knab, Barbara: Warum wir immer das Falsche vergessen. Gebrauchsanweisung für das Gedächtnis. Herder Verlag, Freiburg
  im Breisgau, 2006
10 Conlan, 1999, a.a.O.
   Blakemore/Frith, 2006, a.a.O.
   Aamodt/Wang, 2008, a.a.O.
11 Knab, 2006, a.a.O.
   Spitzer, 2002, a.a.O.

Die Lust auf Neues

1 Fenker, Daniela; Schütze, Hartmut: Mit Überraschung lernt sich's
  besser. In: Gehirn & Geist, 05/2008, S. 34–37
2 ebenda
3 ebenda
4 Spitzer, Manfred: Neugier und Lernen. In: Nervenheilkunde,
  9/2009, S. 652–654
5 Passig, Kathrin: Umwege zum Glück. In: Warum Lernen glücklich macht. Verlag Bertelsmann Stiftung, Gütersloh, 2009
6 Csikszentmihalyi, Mihaly: Flow. Das Geheimnis des Glücks.
  Klett-Cotta, Stuttgart, 2007

Auf fünf Hochzeiten gleichzeitig tanzen

1 Singer, Wolf; Ricard, Matthieu: Hirnforschung und Meditation. Ein Dialog. Suhrkamp Verlag, Frankfurt/Main, 2008
2 Blawat, Katrin: Schön der Reihe nach statt Multitasking. http://www.spiegel.de/wissenschaft/mensch/ 0,1518,491334,00.html
3 Klingberg, Torkel: Multitasking. Wie man die Informationsflut bewältigt, ohne den Verstand zu verlieren. Verlag C.H. Beck, München, 2008
4 ebenda
5 Schneider, Beate; Schubert, Martin: Die Multitaskingfalle und wie man sich daraus befreit. Orell Füssli Verlag, Zürich, 2009
6 Klingberg, 2008, a.a.O.

Ich komm gleich drauf

1 Schacter, Daniel L.: Aussetzer. Wie wir vergessen und uns erinnern. Verlagsgruppe Lübbe, Bergisch Gladbach, 2007
2 ebenda
3 Squire, Larry R.; Kandel, Eric R.: Gedächtnis. Die Natur des Erinnerns. Spektrum Akademischer Verlag, Heidelberg, 2009
4 ebenda
5 Schacter, 2007, a.a.O.
6 Knab, 2006, a.a.O.
   Foster, Jonathan F.: Memory. A Very Short Introduction. Oxford University Press Inc., New York, 2009
7 Schacter, 2007, a.a.O.
8 Blakemore/Frith, 2006, a.a.O.

Literatur und Links

Bücher

Aamodt, Sandra; Wang, Samuel: Welcome to your Brain. Ein respektloser Führer durch die Welt unseres Gehirns. Verlag C.H. Beck, München, 2008

Ayan, Steve; Parisi, Dawn: Einfach entspannt. 12 sichere Wege zur Ruhe und Gelassenheit. Sanssouci im Carl Hanser Verlag, München, 2010

Berner, Hans-Günter: Blackout passé. Mit Nährstoffen zu optimaler Konzentration und Leistungsfähigkeit. Medi Verlagsgesellschaft für Wissenschaft und Medizin, Hamburg 1998

Blakemore, Sarah; Frith, Uta: Wie wir lernen. Was die Hirnforschung darüber weiß. Deutsche Verlags-Anstalt, München, 2006

Carper, Jean: Wundernahrung fürs Gehirn. Ullstein Verlage, Berlin, 2004

Csikszentmihalyi, Mihaly: Flow. Das Geheimnis des Glücks. Klett-Cotta, Stuttgart, 2007

Conlan, Roberta: States of Mind. New Discoveries About How Our Brains Make Us Who We Are. The Dana Press, New York, 1999

Deepak, Chopra: Die Körperzeit. Mit Ayurveda jung bleiben, ein Leben lang. Droemersche Verlagsanstalt, München, 2000

Foster, Jonathan K.: Memory. A Very Short Introduction. Oxford University Press Inc., New York, 2009

Greenfield, Susan A.: Reiseführer Gehirn. Spektrum Akademischer Verlag, Heidelberg/Berlin, 2003

Grijns, Chris: Relax@work. Achtsam und entspannt im Berufsalltag. Verlag Herder GmbH, Freiburg im Breisgau, 2010

Haschenburger, Karin; Stratmann, Friederike: Schnell und Sanft. Naturheilkundliche Tipps für Ihre Gesundheit. Vivanta Verlag, Köln, 2000

Herschkowitz, Norbert: Das Gehirn. Was stimmt? Die wichtigsten Antworten. Verlag Herder, Freiburg im Breisgau, 2008

Herschkowitz, Norbert; Chapmann-Herschkowitz, Elinore: Graue Haare, kluger Kopf: Warum das Gehirn im Alter immer besser wird. Verlag Herder, Freiburg im Breisgau, 2009

Hüther, Gerald: Bedienungsanleitung für ein menschliches Gehirn. Vandenhoeck & Ruprecht, Göttingen, 2007

Ingram, Jay: Das Gedächtnis der Kellnerin. Kuriose Geschichten aus der Wissenschaft. Campus Verlag, Frankfurt/Main, 2006

Kabat-Zinn, Jon: Im Alltag Ruhe finden. Meditationen für ein gelassenes Leben. Fischer Taschenbuch Verlag, Frankfurt/Main, 2007

Kaluza, Gert: Stressbewältigung. Trainingsmanual zur psychologischen Gesundheitsförderung. Springer Medizin Verlag, Heidelberg, 2005

Kandel, Eric: Auf der Suche nach dem Gedächtnis. Die Entstehung einer neuen Wissenschaft des Geistes. Pantheon Verlag, München, 2007

Kiefer, Ingrid; Zifko, Udo: Brainfood. Fit im Kopf durch richtige Ernährung. Kneipp Verlag, Leoben, 2005

Klingberg, Torkel: Multitasking. Wie man die Informationsflut bewältigt, ohne den Verstand zu verlieren. Verlag C.H. Beck, München, 2008

Knab, Barbara: Warum wir immer das Falsche vergessen. Gebrauchsanweisung für das Gedächtnis. Herder Verlag, Freiburg im Breisgau, 2006

Lehrl, Siegfried: Mentales Erfolgstraining. Die Biologie der Intelligenz nutzen – den Alltag besser meistern. Medicus Wissen, München, 2005

Medina, John J.: Brain Rules. 12 Principles for Surviving and Thriving at Work, Home, and School. Pear Press, Seattle, 2008

McKhann, Guy; Albert, Marilyn: Keep Your Brain Young. The Complete Guide to Physical and Emotional Health and Longevity. John Wiley & Sons, Inc., New York, 2002

Nützel, Nikolaus; Andrich, Jürgen: Das Universum im Kopf. Wie unser Gehirn funktioniert. Berlin Verlag, Berlin, 2008

Oppolzer, Ursula: Bewegte Schüler lernen leichter. Verlag Modernes Lernen, Dortmund, 2004

Passig, Kathrin: Umwege zum Glück. In: Warum Lernen glücklich macht. Verlag Bertelsmann Stiftung, Gütersloh, 2009

Pöppel, Ernst: Gekonnt Denken. Belenus, Köln, 2006

Ramin, Cathryn Jakobson: Der Dingsda aus Dingenskirchen. Die großen und kleinen Gedächtnislücken ab 40. Verlag Kreuz, Stuttgart, 2008

Sapolsky, Robert M.: Why Zebras don't get Ulcers. The Acclaimed Guide to Stress, Stress-Related Diseases, and Coping. Henry Holt and Company, LLC., New York, 2004

Schacter, Daniel L.: Aussetzer. Wie wir vergessen und uns erinnern. Verlagsgruppe Lübbe, Bergisch Gladbach, 2007

Schneider, Beate; Schubert, Martin: Die Multitaskingfalle und wie man sich daraus befreit. Orell Füssli Verlag, Zürich, 2009

Singer, Wolf; Ricard, Matthieu: Hirnforschung und Meditation. Ein Dialog. Suhrkamp Verlag, Frankfurt/Main, 2008

Small, Gary M.D.: The Longevity Bible. 8 Essential Strategies for Keeping Your Mind Sharp and Your Body Young. Hyperion, New York, 2006

Spitzer, Manfred: Lernen. Gehirnforschung und die Schule des Lebens. Spektrum Akademischer Verlag, Heidelberg/Berlin, 2002

Squire, Larry R.; Kandel Eric R.: Gedächtnis. Die Natur des Erinnerns. Spektrum Akademischer Verlag, Heidelberg, 2009

Wagner, Günther; Peil, Johannes M.; Schröder, Uwe: Trink dich fit. Handbuch für das richtige Trinken. pala-verlag, Darmstadt, 2004

Wagner-Link, Angelika: Verhaltenstraining zur Stressbewältigung. Arbeitsbuch für Therapeuten und Trainer. Klett-Cotta, Stuttgart, 2005

Wendel, Susanne: Richtig essen im Job. Südwest Verlag, München, 2009

Broschüren

Bertelsmann Stiftung (Hrsg.): Warum Lernen glücklich macht. Verlag Bertelsmann Stiftung, Gütersloh, 2009

Initiative Neue Qualität der Arbeit: Geistig fit im Beruf. Wege für ältere Arbeitnehmer zur Stärkung der grauen Zellen. Bundesanstalt für Arbeitsschutz und Arbeitsmedizin (Hrsg.), 1. Auflage, 2008

The Dana Alliance for Brain Initiatives: Your Brain at Work. The Conference Board Inc., New York, 2008

Zeitschriften

e & m – Ernährung und Medizin. Hippokrates Verlag in MVS Medizinverlage, Stuttgart

Gehirn & Geist. Das Magazin für Psychologie und Hirnforschung. Verlag Spektrum der Wissenschaft Verlagsgesellschaft, Heidelberg

Geistig Fit. Zeitschrift der Gesellschaft für Gehirntraining e.V. VLESS Verlag, Ebersberg

Nervenheilkunde. Schattauer GmbH Verlag für Medizin und Heilkunde, Stuttgart

Psychologie Heute. Beltz Verlag, Weinheim

Interessante Seiten im Internet

http://www.yourbrainatwork.org
http://www.dana.org
http://www.inqa.de
http://www.gehirn-und-geist.de
http://www.gfg-online.de

Danke!

Mir ist es wichtig, mich bei den Menschen zu bedanken, die mir mit viel Geduld und unter Verwendung ihrer knappen Zeit geholfen haben, dass dieses Buch so werden konnte, wie Sie es heute in Händen halten.

Mein Mann Horst Kruszona und meine beiden Söhne Kevin und Marvin verdienen dabei den größten Dank. Sie haben mich immer wieder geduldig unterstützt und in meinem Vorhaben bestärkt. Mit ihren zahlreichen und inspirierenden Anregungen waren sie mir eine große Hilfe beim Schreiben der Texte. Ohne sie hätte ich dieses Buch nicht realisieren können.

Ganz besonders bedanke ich mich auch bei meinen Mitleserinnen und Mitlesern Susan Findt, Andrea Handl-Erdmann, Iris Katlewski, Burkhard Katlewski, Dorothee Müller, Friederike Stratmann, Silke Strucks-Spetsmann, Monika Veldhoen, Dagmar Vieregge und Brunhilde Zmuda. Sie alle haben über ein ganzes Jahr lang immer wieder meine Texte gelesen und beurteilt. Ihnen verdanke ich hilfreiche und vielstimmige Ideen und Kritik.

Mein innigster Dank gilt meiner Trainerkollegin und Freundin Susanne Schad. Ich bin unendlich traurig, dass sie die Veröffentlichung des Buches nicht mehr miterleben kann, da sie inzwischen an den Folgen einer schweren Erkrankung verstorben ist. Bis zu ihrem Tod hat sie meine Texte gelesen und mit fruchtbarer Kritik bereichert, auch als es ihr schon nicht mehr gut ging.

Beim Team vom Kreuz Verlag und dort besonders bei Frau Imke Rötger bedanke ich mich ganz herzlich für ihre stets freundliche und engagierte Unterstützung. Ich freue mich sehr, dass mein Buch in diesem Verlagshaus veröffentlicht ist.

Julitta Rössler

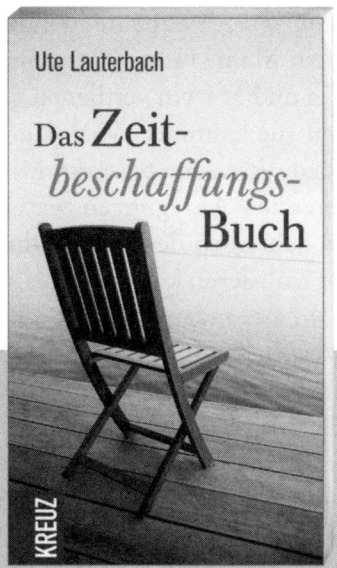

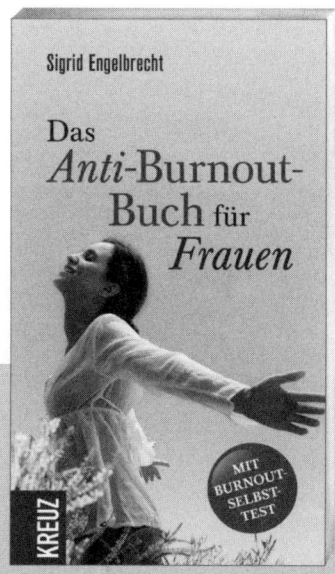
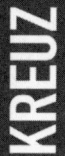